中国计生协婴幼儿照护服务示范创建项目经费资助
中央财政支持普惠托育服务发展示范项目经费资助

儿 童 科 学 就 医 系 列

儿童保健

常见健康问题

苏州大学附属儿童医院 | 组织编写

主　编　史晓燕

副主编　陈　艳　巫　瑛　钱　华

编　者（以姓氏笔画为序）

王冰冰　卢雨沫　史晓燕　朱　磊　安　然　巫　瑛　李　巍
李纪兵　杨子平　杨昕宇　杨雪琪　吴亚芬　沈　玲　张小林
张小艳　张郦君　陆啸云　陈　林　陈　艳　陈　钱　季忆婷
赵　璐　胡　翠　顾丽雯　柴圆圆　钱　华　钱莹莹　高莉娟
曹　蓉　蒋志颖　鲁　慧

人民卫生出版社
·北　京·

图书在版编目（CIP）数据

儿童保健常见健康问题 / 苏州大学附属儿童医院组织编写. -- 北京 ：人民卫生出版社，2025. 11.（儿童科学就医系列）. -- ISBN 978-7-117-37397-5

I. R179-44

中国国家版本馆 CIP 数据核字第 2025ZX8251 号

人卫智网	www.ipmph.com	医学教育、学术、考试、健康，购书智慧智能综合服务平台
人卫官网	www.pmph.com	人卫官方资讯发布平台

儿童科学就医系列

儿童保健常见健康问题

Ertong Kexue Jiuyi Xilie

Ertong Baojian Changjian Jiankang Wenti

组织编写：苏州大学附属儿童医院
出版发行：人民卫生出版社（中继线 010-59780011）
地　　址：北京市朝阳区潘家园南里 19 号
邮　　编：100021
E - mail：pmph @ pmph.com
购书热线：010-59787592　010-59787584　010-65264830
印　　刷：北京盛通印刷股份有限公司
经　　销：新华书店
开　　本：710 × 1000　1/16　　**印张：**13
字　　数：173 千字
版　　次：2025 年 11 月第 1 版
印　　次：2025 年 12 月第 1 次印刷
标准书号：ISBN 978-7-117-37397-5
定　　价：69.00 元
打击盗版举报电话：010-59787491　E-mail：WQ @ pmph.com
质量问题联系电话：010-59787234　E-mail：zhiliang @ pmph.com
数字融合服务电话：4001118166　E-mail：zengzhi @ pmph.com

《儿童科学就医系列》

编写委员会

总主编 汪　健　吕海涛　王晓东

总主审 姚　炜　唐叶枫　阐玉英　丁　胜

编　委（以姓氏笔画为序）

王　梅　王红英　毛晨梅　史晓燕　冯柯红　朱振洪

朱慧娥　杜　娆　巫　瑛　李　静　杨小慧　张　芳

陆双泉　陈　艳　金慧臻　周万平　周雪梅　赵兴贺

闻　芳　姚红英　钱　华　盛　茂　盛晓郁　梁培荣

窦训武　樊明月

总 序

在当今这个信息爆炸的时代，如何获取科学、准确的医疗知识，是每个家庭尤其是每位家长不可回避的重要课题。面对儿童健康问题，家长既是第一时间的观察者，也是关键的决策者。然而，医学知识的复杂性与儿童健康的特殊性，使得许多家长在面对孩子的健康问题时感到无助甚至焦虑。基于此，苏州大学附属儿童医院怀着对儿童健康事业的责任与热忱，特别策划并组织编写了这套《儿童科学就医系列》科普丛书。

儿童不是成人的缩小版，他们在生理发育、免疫系统以及心理成长等方面都独具特点。这决定了儿童疾病的诊断与治疗需要更加专业化和精细化的应对，而这种专业性常常超出普通家庭的认知范围。家长们一方面需要了解常见疾病的预防和护理，另一方面也需掌握科学就医的基本原则，以便在关键时刻作出明智的选择。

《儿童科学就医系列》汇聚了多位国内顶尖儿科专家的研究与实践智慧，力求以科学严谨、通俗易懂的方式，为家长提供一份权威、实用的健康指南。这套丛书的内容覆盖了儿童成长的每一个阶段，从新生儿到青春期，涵盖了常见疾病的预防与处理方法，同时也详细介绍了健康管理、疫苗接种、心理发展和营养支持等方面的内容。这些知识不仅能帮助家长理解孩子的生理特点和疾病表现，还能有效提升家庭健康管理的能力。

尤其值得一提的是，这套科普丛书秉承“预防胜于治疗”的核心理念，不仅为家长提供了如何应对疾病的指导，还特别强调了日常健康管理的重要性，例如均衡饮食、适量运动、规律作息和心理健康等。通过这些科学的生活方式指导，家长们可以帮助孩子建立并养成健康的生活习惯，从根本上减少疾病的发生。

在互联网时代，各种真假难辨的健康信息扑面而来，这套科普丛书的编写始终坚持基于最新的医学研究成果，同时提醒家长以理性和批判的态度面对医疗信息，避免轻信谣言或盲从偏方。

愿这套《儿童科学就医系列》科普丛书成为每位家长守护孩子健康的得力助手，成为每个家庭信赖的常备书。我们相信，当科学的光芒照亮每一位家长的认知，也必将为孩子们的健康成长铺就更加坚实的道路。

让科学与爱同行，为每一个孩子的未来保驾护航！

中国工程院院士

2025 年 1 月

总前言

随着社会的进步和健康意识的提升，家长对于孩子健康的关注也日益增加。然而，在面对儿童疾病时，许多家长往往因为缺乏医学知识而感到困惑和无助。为了帮助广大家长更好地理解儿童常见病的症状、诊断与治疗，指导家长正确应对孩子的健康问题，促进家庭与医疗机构之间的有效沟通，《儿童科学就医系列》应运而生。

儿童科学就医，不仅关乎疾病的准确诊断与及时治疗，更关系到儿童身心的健康成长。《儿童科学就医系列》从儿童就医的实际需求出发，系统介绍了儿童就医的各个环节和注意事项。从如何选择医院、科室，到就医过程中的沟通技巧、注意事项；从常见疾病的预防、识别，到科学规范的诊断、治疗，本套科普丛书均进行了详尽的阐述。

在编写过程中，我们特别注重内容的科学性、实用性和可读性。我们邀请了多位在儿童医学和护理领域具有深厚造诣的专家学者，结合他们丰富的临床经验和研究成果，共同打造了《儿童科学就医系列》这套科普丛书。同时，我们还采用了通俗易懂的语言和生动的案例，力求让每一位家长都能轻松掌握儿童科学就医的精髓。

《儿童科学就医系列》不仅是一套儿童就医的实用手册，更是一套传递健康理念、提升健康素养的科普读物。我们希望通过这套科普丛书，能够引导家长们树立正确的就医观念，增强科学就医的意识和能力，让儿童在健康的环境中茁壮成长。

当然，医学是一个不断发展和进步的领域，儿童就医的知识和技术也在不断更新和完善。因此，我们在《儿童科学就医系列》这套丛书中介绍的只是当前阶段相对成熟和可靠的内容，并不代表未来不会有新的突破和发现。我们鼓励家长们在阅读学习本套科普丛书的同时，也要关注医学领域的最新动态，为儿童的健康保驾护航。

最后，衷心感谢所有参与《儿童科学就医系列》编写和审校的同仁们，是你们的辛勤付出和无私奉献，才使得这套科普丛书能够顺利面世。同时，我们也衷心希望这套科普丛书能够得到广大家长的喜爱和认可，为儿童的健康成长贡献一份力量。

《儿童科学就医系列》编委会

2025 年 1 月

前言

孩子的成长过程是一段充满惊喜和挑战的旅程。父母在养育孩子的过程中常常会遇到各种困惑，亲子相处也并非一帆风顺，但要相信每一个难题都有解决的办法。我们精心编撰了这本科普书，希望能够为更多的家庭提供科学、可行的儿童保健方案，应对育儿路上的各种挑战。

本书是一部集科学性、可读性、实用性于一体的儿童保健科普书。它以深入浅出的问答形式，全面涵盖了儿童保健领域的核心问题，还从父母的角度出发，精心挑选了日常生活中困扰家长的育儿问题。无论是关于生长发育、皮肤护理的问题，还是来自心理行为、亲子关系的困扰，抑或是来自早期发展、能力培养的疑惑，都有相关典型的内容为大家答疑解惑。本书不仅为家长朋友们提供了科学的育儿指导，更为广大基层儿童保健人员提供了一份宝贵的参考材料。

在编写过程中，我们秉持着严谨的态度，参阅了大量的专业资料，力求将最实用的育儿技巧融入每一个问题解答中。希望这本书能成为广大读者育儿道路上的良伴，为解决育儿和保健问题带来实实在在的帮助。

当然，每个孩子都是独一无二的个体，我们明白并不是所有的问题都能在这本书中找到答案。我们真诚地欢迎广大读者提出宝贵的意见和建议，以便我们在未来重印或修订时不断完善。

我们的目标是与您共同成长，不断进步！

编　者

2025 年 1 月

目录

第一章

营养喂养与饮食行为……001

1. 不同月龄的宝宝每天需要多少奶量……002
2. 早产宝宝该如何科学喂养……003
3. 宝宝不爱喝奶了是“厌奶期”吗……005
4. 宝宝打嗝、吐奶该如何应对……007
5. 妈妈感冒了还能继续喂奶吗……009
6. 宝宝何时添加辅食最好……010
7. 辅食添加掌握哪些诀窍会事半功倍……012
8. 如何培养宝宝自主进食……013
9. 不同阶段平衡膳食的饮食推荐……014
10. 宝宝挑食怎么办……017

11. 宝宝不爱吃肉怎么办……018
12. 宝宝不爱吃蔬菜怎么办……019
13. 哪些零食是“好零食”……020
14. 孩子的营养早餐该怎么搭配……022
15. 孩子不爱吃饭是缺锌吗……023
16. 如何预防宝宝缺铁……025
17. 枕秃、多汗、萌牙晚是缺钙吗……027
18. 如何科学补充维生素 D……030
19. 肥胖宝宝该怎么吃……032
20. 瘦小宝宝的喂养技巧……033

第二章

生长发育与生活照护……037

1. 如何判断孩子的生长发育情况……038
2. 如何科学监测孩子的身高体重……040
3. 孩子不同阶段该做哪些体检项目……041
4. 宝宝一天的作息该如何安排……043
5. 孩子不同阶段需要多少睡眠时间……044
6. 如何让宝宝睡得更好……046
7. 如何应对频繁夜醒和夜间恐惧……047
8. 宝宝多大适合如厕练习……049
9. 如何应对宝宝尿床问题……051
10. 宝宝洗澡需要注意什么……052
11. 如何做好宝宝的皮肤护理……053
12. 如何做好宝宝的口腔护理……055
13. 如何为宝宝选择合适的衣物……056
14. 如何为宝宝选择合适的鞋……058
15. 如何创造安全的居家环境……059
16. 宝宝偏头、歪头怎么办……063
17. 宝宝枕秃、肋外翻怎么办……065
18. 宝宝臀纹不对称怎么办……066
19. 宝宝走路“内八字”怎么办……067
20. 孩子“包茎”怎么办……068

第三章

早期发展与能力培养 ······071

1. 0~6 月龄的宝宝有哪些活动推荐 ······072
2. 7~12 月龄的宝宝有哪些活动推荐 ······074
3. 1~2 岁的宝宝有哪些活动推荐 ······075
4. 3~6 岁的儿童有哪些活动建议 ······077
5. 学龄儿童青少年有哪些运动建议 ······079
6. 宝宝出现异常姿势怎么办 ······080
7. 0~1 岁宝宝的语言该如何启蒙 ······081
8. 1~3 岁宝宝的语言该如何促进 ······083
9. 宝宝口齿不清怎么办 ······084
10. 宝宝口吃怎么办 ······086
11. 如何培养孩子的动手能力 ······088
12. 如何培养孩子的自理能力 ······090
13. 如何培养儿童的注意力 ······092
14. 如何培养孩子的社交能力 ······093
15. 如何培养孩子的创造力 ······095
16. 如何让孩子更快适应幼儿园生活 ······096
17. 如何让孩子更快适应小学生活 ······098
18. 如何培养孩子正确的书写姿势 ······099
19. 如何培养孩子合理安排假期生活 ······100
20. 如何管理孩子的视屏时间 ······102

第四章

家庭育儿与心理行为 ······ 105

1. 宝宝磨牙怎么办 ······ 106
2. 宝宝总吃手怎么办 ······ 107
3. 宝宝咬指甲怎么办 ······ 108
4. 孩子哭得背过气怎么办 ······ 110
5. 孩子爱发脾气怎么办 ······ 111
6. 孩子爱打人怎么办 ······ 112
7. 孩子内向胆小怎么办 ······ 114
8. 孩子不合群怎么办 ······ 115
9. 如何建立良好的亲子依恋关系 ······ 116
10. 如何帮助孩子建立自信 ······ 118
11. 如何正确“表扬”和“鼓励”孩子 ······ 119
12. 如何识别孩子的情绪问题 ······ 121
13. 如何应对孩子的情绪问题 ······ 122
14. 习惯性交叉擦腿是怎么回事 ······ 123
15. 分离焦虑是怎么回事 ······ 125
16. 抽动症是怎么回事 ······ 126
17. 发育迟缓如何早发现 ······ 127
18. 孤独症谱系障碍如何早发现 ······ 129
19. 注意缺陷多动障碍如何早发现 ······ 130
20. 注意缺陷多动障碍如何家庭管理 ······ 132

第五章

症状识别与预防保健……135

1. 孩子的常见病护理原则有哪些……136
2. 宝宝口臭怎么办……137
3. 宝宝流口水怎么办……138
4. 宝宝出汗多怎么办……140
5. 宝宝湿疹怎么办……142
6. 宝宝脸上长白斑怎么办……143
7. 宝宝指甲营养不良怎么办……145
8. 宝宝流鼻血怎么办……146
9. 宝宝感冒怎么办……147
10. 宝宝发热怎么办……149
11. 宝宝腹泻怎么办……150
12. 宝宝便秘怎么办……152
13. 如何读懂宝宝的哭声……153
14. 乳糖不耐受是怎么回事……155
15. 婴儿肠绞痛是怎么回事……156
16. 鹅口疮是怎么回事……158
17. 空调病是怎么回事……159
18. 亲吻病是怎么回事……160
19. 生长痛是怎么回事……162
20. 性早熟是怎么回事……163

第六章

关爱皮肤有技巧 165

1. 新生儿该如何护理皮肤 166
2. 宝宝夏季如何护理皮肤 167
3. 什么是特应性皮炎 168
4. 得了尿布皮炎怎么办 170
5. 发热后全身起红疹怎么办 171
6. 什么是荨麻疹 172
7. 被昆虫叮咬后怎么办 173
8. 什么是斑秃 175
9. 什么是头癣、足癣 176
10. 什么是银屑病 177
11. 有了色素痣怎么办 178
12. 什么是血管瘤和鲜红斑痣 180
13. 什么是太田痣和咖啡斑 181
14. 什么是白癜风 182
15. 指甲上长白点是怎么回事 183
16. 什么是毛周角化症 184
17. 孩子得了痤疮怎么办 185
18. 孩子得了病毒疣怎么办 187
19. 什么是单纯疱疹 188
20. 孩子得了臭汗症怎么办 189

参考文献 191

第一章

营养喂养与饮食行为

1. 不同月龄的宝宝每天需要多少奶量

宝宝的营养需求是每位父母关心的重要问题。无论是母乳喂养还是配方奶喂养，宝宝每天所需的奶量因年龄、体重、生长发育状况和个体差异而异。

（1）宝宝的胃容量：宝宝出生时的胃容量仅有樱桃大小，为 25~50 毫升，随年龄增长胃容量逐渐增加，生后 10 天可增加到约 100 毫升，6 月龄时约 200 毫升。了解宝宝的胃容量可以帮助父母合理安排喂奶次数和奶量。

（2）母乳喂养

1）母乳喂养频率和时间：新生儿宜按需哺乳，每天哺乳 8~12 次，每次以不超过 20 分钟为宜。随着宝宝生长发育，3 月龄后可逐步规律喂养，至 6 月龄时每天哺乳约 6 次，6 月龄后，随着其他食物的引入，哺乳频率随每次奶量的增加逐渐减少，1 周岁时每天约哺乳 3 次。

2）如何判断宝宝是否吃饱

观察尿量：宝宝每天至少有 6~8 次湿尿布，尿液颜色淡黄，提示奶量充足。

观察大便：宝宝出生 3 天后，每天可排黄软大便 4~10 次。

观察状态：哺乳时可听见宝宝咕嘟咕嘟的吞咽声，吃完奶后有满足感，或能安静入睡。

观察体重：用生长曲线监测婴儿体重增长速率良好是乳量充足的最重

要依据。如果宝宝体重增长正常，说明喂养充足。

（3）配方奶喂养：宝宝的体重、月龄、能量需要以及配方奶规格是估算配方奶摄入量的主要参考依据。一般市售婴儿配方奶粉 100 克供能约 500 千卡，6 月龄内宝宝每天能量需要量为 90 千卡/千克，所以 6 月龄内宝宝每天需要配方奶粉约 18 克/千克或 135 毫升/千克。0~6 月龄宝宝每天所需的配方奶量逐步增加达到 800~1 000 毫升。6 月龄后随辅食量增加奶量逐步递减，7~9 月龄每日需 700~800 毫升，10~12 月龄每日需 600~700 毫升，13~24 月龄每日需 400~600 毫升。

（4）何时需要就医：关注体格生长，体重是反映宝宝喂养和营养状况最直观的指标，如发现宝宝体重增长缓慢，或出现拒奶、厌奶、频繁吐奶、转奶困难等喂养问题时，建议及时就医，寻求专业的指导。

（史晓燕，蒋志颖）

2. 早产宝宝该如何科学喂养

对于宝宝们的到来，准妈妈们满怀期待，但并不是所有的宝宝都能够准时来到妈妈的身边，一部分宝宝按捺不住自己对这个世界的好奇，早早地就来到了这个世界，他们被称为“早产儿”。许多人会认为早产儿太小了，需要多补充营养，但又怕补多了宝宝吸收不了。那么早产宝宝该如何科学喂养呢？

（1）早产宝宝对营养的需求：早产儿一般是指胎龄小于 37 周就出生的宝宝。对于早产宝宝，因为宫内营养储备低，加之后期追赶性生长，部分宝宝还伴随如“新生儿颅内出血、新生儿黄疸”等高危因素的存在，所需营养及能量确实高于同胎龄宫内的胎儿。

（2）早产宝宝的乳类选择：早产宝宝的乳类选择包括：母乳、强化母乳、早产儿配方奶、早产儿过渡配方奶、婴儿配方奶等。母乳喂养是早产宝宝首选的喂养方式，并至少持续母乳喂养至6月龄以上。早产儿母亲的乳汁具有其他配方奶无法替代的成分，且益处呈现剂量效应的关系。但早产宝宝对母乳的摄入和吸收能力有限，同时早产儿母亲乳汁的蛋白质、矿物质含量难以满足宝宝生后追赶生长的需要，因此母乳强化剂可加入早产儿母乳中强化营养，强化后的母乳与早产儿配方奶能量接近（表1-1）。

表1-1 不同乳类主要营养素成分表（每100毫升的含量）

营养成分	早产母乳	强化后母乳	早产儿配方	早产儿过渡配方	婴儿配方
能量/千卡	67.0	80.0~85.0	80.0~82.0	73.0~74.0	67.2~68.0
蛋白质/克	1.6	2.5~2.8	2.8~3.5	2.6~2.8	1.4~1.6
脂肪/克	3.5	4.1~4.3	4.1~4.3	3.4~4.1	3.5~3.6
碳水化合物/克	7.3	7.9~9.6	9.7~11.0	9.9~10.5	7.3~7.6
钙/毫克	25	112~138	135~180	100~120	51~53
磷/毫克	14.5	60.0~78.0	75.0~100.0	58.0~66.0	28.0~36.0
铁/毫克	0.09	0.46~1.36	1.80~1.90	1.60~1.80	1.00~1.20
维生素A/单位	48	983~1 210	750~1 500	350~460	200~204
维生素D/单位	8	120~304	150~240	70~91	40.5~41.0
维生素E/单位	0.39	4.20~6.00	4.00~6.50	3.10~4.40	1.35~1.36
维生素K/微克	2.0	7.7~11.0	7.5~12.0	8.0~11.0	5.4~5.5

若因特殊情况无法母乳喂养者，可以选择早产儿配方奶粉，以满足早产儿在出生后早期生长代谢的需求。为了达到理想的生长状态，建议早产儿生后在专科门诊（如高危儿门诊）定期随访，监测其营养及生长发育情况。乳类选择也应在专业医生指导下根据宝宝生长状态及时调整。

（3）早产宝宝的微量营养素补充：微量营养素补充是营养支持中的重要环节。早产儿因储备不足，需在生后补充维生素D 800~1 000单位/天至3

月龄，后改为预防量 400 单位/天维持。维生素 A 补充量为 1 500~2 000 单位/天，前 3 个月按照上限补充，之后调整为下限。生后 2 周开始补充元素铁 2~4 毫克/(千克·天)直至矫正胎龄到 1 周岁。钙推荐摄入量为 70~120 毫克/(千克·天)。所有微量营养素来源包括配方奶、人乳强化剂、食物和营养补充剂。

（4）何时需要去医院：对于早产宝宝营养的补充宝妈们需要付出很多精力，补充不足会引起宝宝生长发育迟缓，补充过量又会引起体重增长过快，损害宝宝心血管的健康，增加代谢综合征的风险，所以需要定期进行营养风险评估，同时还要根据定期生长监测进行调整，因此定期的门诊随访显得尤为重要。

建议在 6 月龄以内每月或每 2 个月随访 1 次，6 月龄 ~1 岁期间每 3 个月随访 1 次，1~3 岁期间每半年随访 1 次，3~6 岁期间每年随访 1 次，根据实际需要可增加随访频度。另外，早产宝宝微量营养素的补充量也建议在医生的指导下规范添加。

（史晓燕，蒋志颖）

3. 宝宝不爱喝奶了是“厌奶期”吗

在宝宝成长过程中，家长们往往会面临诸多挑战，最常见的就是“厌奶”现象。所谓“厌奶”，即宝宝对母乳或奶粉喂养产生抗拒的心理状态。要解决宝宝厌奶问题，我们先要了解厌奶的主要表现和常见原因，然后再采取相应的策略。

（1）厌奶的主要表现

1）醒着不吃奶，喜欢吃迷糊奶。

2）白天吃得少，晚上频繁吃奶，每次吃得又不多。

3）乳头塞到嘴里就哭，一横着抱就打挺。

4）吃吃停停，很容易受外界环境干扰。

（2）厌奶的常见原因

1）生理因素：随着宝宝的生长发育，对周围世界越来越感兴趣，吃奶时容易被外界环境干扰而不专注于进食。

宝宝萌牙期间可能伴随着牙龈不适或发热等因素影响吃奶。

通常生理性厌奶持续 2~3 周可恢复，宝宝精神状态良好，没有身体不适表现，身长和体重增长速度正常。

2）喂养不当：过度依赖奶睡，吃、玩、睡无规律，宝宝一日的作息紊乱。

随宝宝生长发育，应从按需喂养逐步过渡至规律喂养，若 3 月龄后仍按需喂养，容易导致过度喂养而厌奶。

宝宝不想吃奶，家长仍然强迫喂养是加重宝宝厌奶的主要原因。

奶嘴尺寸不合适，过大呛奶、过小吮吸费力，哺乳妈妈的奶阵过强或者流速过慢也会导致类似问题。

3）病理因素

急性感染：急性喉炎、感冒、耳部疼痛、鹅口疮等都会造成口腔不适，会使宝宝食欲下降。

慢性疾病：患有代谢性疾病、免疫性疾病等慢性疾病的宝宝，长期使用药物会影响食欲。

病理因素导致的厌奶，由于存在基础疾病，宝宝除了厌奶以外通常还会伴随其他身体不适症状，尤其是慢性疾病会影响宝宝正常身高、体重增长。

（3）厌奶了该怎么办

1）改善喂养环境：营造舒适、安静、温馨的喂养环境，减少宝宝在喂养过程中被干扰，有助于提高喂养效率。

2）调整喂养方式：家长可尝试改变喂养姿势、调整奶粉浓度、更换奶嘴等方法，以增加宝宝对吃奶的兴趣。随宝宝生长发育，从按需喂养逐步过渡至规律喂养，每顿吃奶时间不宜过久，以不超过 30 分钟为宜。

3）培养规律作息：培养宝宝“吃——玩——睡”的作息规律有助于预防奶睡的习惯，清醒时适当增加活动量促进肠蠕动。

4）加强亲子交流：家长在喂养过程中，与宝宝保持眼神交流，用温柔的语言与其互动，有助于建立稳定的喂养关系。

（4）何时需要就医：面对宝宝“厌奶”现象，切忌强迫喂养。家长应采取积极应对的态度，耐心查找原因并加以调整，同时应关注宝宝的生长发育。如果是生理性因素或者喂养不当，宝宝生长发育正常，通过喂养环境、喂养方式等调整可以改善。但如果厌奶持续时间长，体重不增或下降，或怀疑病理因素导致的厌奶，建议寻求专业医生的帮助，共同应对这一挑战。

（史晓燕，蒋志颖）

4. 宝宝打嗝、吐奶该如何应对

打嗝、吐奶是婴儿时期常见的现象，多数为生理现象，与婴幼儿消化系统发育不完善有关。此外，喂养姿势或方法不当，如过度喂养、乳头过人、吃奶时吞入气体过多时，宝宝也更容易出现打嗝、吐奶。面对每天都可能发生的打嗝、吐奶问题，家长该怎么处理呢？

（1）打嗝

1）调整喂奶姿势：喂奶时打嗝，可先停止喂奶，调整喂养姿势，帮宝宝放松下来，等到不打嗝的时候再继续喂奶。

2）喂奶后拍嗝：给宝宝喂完奶后，把宝宝竖起，头部靠在家长的肩膀上，轻轻拍打宝宝的后背，帮助宝宝排出胃中的气体。

3）喂奶间隔：合理安排喂奶间隔，避免宝宝因饥饿而进食过快。

4）注意饮食：尽量避免宝宝摄入过多容易引起消化不良的食物，如豆类、花菜等容易胀气的食物。

（2）吐奶

1）顺应喂养，避免过量、频繁喂养，也不要等到宝宝饿急了再喂。母乳喂养每次以不超过 20~30 分钟为宜，配方奶喂养的宝宝从按需喂养逐步过渡至规律喂养。

2）注意体位，哺乳时宝宝宜斜抱、半坐位或坐位，使上身竖直姿势。哺乳后竖抱宝宝一会儿，避免哺乳后马上俯卧位或玩耍，以减少胃内容物刺激食管下端。

3）奶瓶喂养时要选择奶孔大小适宜的奶嘴，使得奶液的流速适宜。

4）可将婴儿床的床头部位垫高（约 45 度），让宝宝睡觉时头胸部高过腹部，有助于防止溢奶。

5）换尿布时不要将宝宝的双脚提起屁股高过头部，这样也会造成溢奶。正确的换尿布姿势是把宝宝的屁股左右翻转，擦拭干净再更换新尿布。

（3）何时需要就医：当宝宝打嗝、吐奶伴有下列“危险信号”时，建议及时就诊，寻求专业医生的建议：

1）宝宝症状严重，如恶心、频繁呕吐，呕吐物伴有血丝。

2）宝宝吸吮-吞咽动作不协调，或喂养伴有呼吸暂停，或过度哽咽，或反复咳嗽，或反复肺炎。

3）宝宝喂养时易激惹、哭闹、拒食，进食时间较以往明显延长。

4）宝宝喂养时表情痛苦或异常姿势，如身体打挺。

5）不能用其他原因解释的体重生长不足。

（史晓燕，蒋志颖）

5. 妈妈感冒了还能继续喂奶吗

感冒是我们生活中最常见的疾病之一。然而，当哺乳妈妈遇到感冒来袭时，常常面临一个灵魂拷问：哺乳期间可以吃药吗？生病了不吃药，或者吃药断了母乳，宝宝就真的安全了吗？

（1）哺乳期妈妈感冒了能喂奶吗：感冒是呼吸道病毒感染引起的，并不会通过乳汁传播，所以妈妈感冒了可以喂奶，但要做好呼吸道防护措施，戴好口罩避免将呼吸道病毒传染给宝宝。如果感冒期间发热，可以适当口服退热药，如对乙酰氨基酚或者布洛芬，这些药物对宝宝来说都是相对安全的，可以继续哺乳。

而且，妈妈感冒后继续哺乳，还可以为宝宝提供特异性的抗体，反而可以加强宝宝的抵抗力。

（2）哺乳妈妈该怎样正确用药：在哺乳期间生病了，选择合适的药物对宝宝的安全至关重要。我们可以选择哺乳风险等级较低的药物（表 1-2），如药物说明书上标注为 L1 或 L2 级别的药物。

表 1-2　哺乳期用药风险等级说明

L1 级	适用	在哺乳期母亲的对照研究中，没有发现对婴儿有危害的证据，或者对婴儿的影响甚微
L2 级	可能适用	在有限数量的哺乳期妇女的对照研究中，未发现明确副作用，或者危险性证据很少
L3 级	可能适用	本类药物只有在权衡对婴儿的利大于弊后方可使用
L4 级	有潜在危险	哺乳母亲处在危及生命或严重疾病的情况下，如果其他较安全的药物不能使用或使用无效，考虑使用本类药物的利大于弊后方可使用
L5 级	危险	本类药物禁用于哺乳期妇女

（3）妈妈生病了继续喂奶需要注意哪些

1）佩戴口罩：佩戴医用外科口罩、N95口罩等能防病毒的口罩，亲喂时尽量不要靠近宝宝呼吸。

2）保持空气流通：开窗通风，根据天气情况每日通风2~3次，每次不少于30分钟，开窗时注意保暖。

3）注意手卫生：勤洗手，尤其在每次抱宝宝喂奶前注意清洁双手，咳嗽或打喷嚏时用纸巾掩住口鼻，避免用手。

4）尽量隔离：不喂奶的时候，尽量让家中其他人照顾宝宝。

（4）何时需要就医：哺乳妈妈生病，首先要做好防护措施，注意休息尽快让自己好起来，才能避免传染给宝宝。同时，如果身体不适也不要硬撑不吃药，如果对某些药物不确定应尽快咨询专业医生。

（史晓燕，蒋志颖）

6. 宝宝何时添加辅食最好

辅食添加是宝宝从奶过渡到固体食物的重要过程，这阶段的喂养不仅为宝宝补充生长发育所需的各种营养素，还与宝宝进食技能、心理发展和习惯养成密切相关。辅食添加有着里程碑式的重要意义。

（1）辅食添加的月龄：目前各国建议引入辅食的年龄多为4~6月龄，2001年世界卫生组织以及《中国居民膳食指南（2022）》均建议婴儿在满6月龄（出生180天）后引入辅食。

（2）辅食添加的信号：每个宝宝都有着自己独特的生长发育轨迹。宝宝添加辅食的最佳时机除了考虑年龄因素外，还应评估宝宝是否已具备接受辅食的生理和心理发育水平。哪些信号提示宝宝可以添加辅食了呢？

1）规律哺乳：每日喂养约 6 次，平均每日奶量摄入达到 800~900 毫升。

2）体格生长正常：体重已达到出生时的 2 倍以上。

3）动作发育正常：竖头稳、能扶坐或靠坐，会抬头伸手抓握玩具。

4）对固体食物感兴趣：看到大人吃饭会流露出想吃的表情。

5）能接受小勺喂食：把勺子放到嘴边会有张口动作，用小勺喂水或奶可以顺利吞咽。

（3）辅食添加过早/过晚的影响：过早或过晚添加辅食都不利于宝宝的生长发育。

1）辅食添加过早的影响：宝宝吃了辅食后对奶的需求量会减少，吸吮母乳的频率和力量会有所改变，影响母乳摄入。

4 月龄内的宝宝肠道消化酶的活性较低，过早摄入固体食物会增加肠道负担，增加喂养困难、腹泻、过敏等风险。

过早添加辅食，母乳摄入量相对不足，宝宝从母体获取的免疫物质也相应减少，患病的概率会相应增加。

2）辅食添加过晚的影响：6 月龄后母乳已不能满足宝宝对营养的全部需求，若不及时添加辅食，容易发生缺铁性贫血、营养不良等疾病。

6 月龄前后是宝宝味觉发育的关键期，过晚添加辅食，错过婴儿味觉敏感期，会增加其将来挑食偏食的风险。

6~12 月龄是宝宝发展咀嚼和吞咽技巧的关键时期，过晚添加辅食会影响到宝宝进食技能的发展，还会进一步影响到语言发育。

（4）何时需要就医：部分宝宝由于疾病等特殊情况，比如早产、低出生体重、疾病多次住院、生长发育落后等，发育年龄会落后于生理年龄，这些情况下辅食添加需要专科医师评估后再确定。但一般不早于 4 月龄，并在满 6 月龄后尽快添加。

（史晓燕，蒋志颖）

7. 辅食添加掌握哪些诀窍会事半功倍

及时添加辅食，不仅可以补充婴幼儿生长发育所需的各种营养素，还与婴儿口腔运动技能、心理行为发展、饮食习惯养成及建立多样化的膳食结构密切相关。

辅食添加有什么诀窍呢？

（1）由少到多：辅食添加可在白天喂奶前或喂奶后开始逐渐加量，从一种富含铁的泥糊状食物开始，如强化铁的婴儿米粉、肉泥等，逐渐增加食物种类达到食物多样化。一般辅食添加餐次：7~9 月龄宝宝每天添加 1~2 次，10~12 月龄时每天添加 2~3 次，1~3 岁时每天添加 3 次。

（2）从一种到多种：辅食添加没有特定的顺序，每次添加一种新的食物让宝宝适应 2~3 天后再添加其他新种类食物，以刺激宝宝味觉的发育。同时，单一食物引入的方法可帮助了解宝宝是否出现食物过敏或不耐受。

（3）从细到粗：宝宝辅食应逐渐增加稠厚度，从泥糊状开始，再过渡到颗粒状、半固体及固体食物，这样可帮助宝宝学习咀嚼。避免给宝宝食用整粒豆子、坚果等小而不易咬碎的食物，或果冻等胶状食物，以防哽咽或将食物误吸入气管。

（4）培养进食习惯：宝宝辅食要用小勺喂养，不要将泥糊状食物放入奶瓶吸吮。给宝宝提供适龄的餐具可帮助口腔动作协调，如 7~9 月龄宝宝尝试用吸管杯或鸭嘴杯喝水。鼓励婴儿用手抓食物，既可增加婴儿进食的兴趣，又有利于手眼协调和培养儿童独立进食能力。另外，为了尽可能避免孩子噎住，当家长喂辅食时，要确保孩子坐直，若喂辅食时，孩子不停地哭或者拒绝，不要逼他吃，可以另选一时间再试。

（5）生病时暂停添加新食物：患病时食欲常会减退，消化功能也有所下降，故此时不建议添加新食物。

（6）何时需要就医：掌握了这些小诀窍，相信宝宝们除了好好吃辅食，也能充分体验到食物的美味，并享受到进食的乐趣。每次给宝宝吃一种新食物以后，要观察他的反应，看是否出现腹泻、皮疹或呕吐等，如果出现这些不适状况，需要暂停添加，然后去咨询医生。另外，如果发现辅食添加顺利，但是体重、身高增长速度不理想，也要及时寻找专业的帮助。

（史晓燕，蒋志颖）

8. 如何培养宝宝自主进食

门诊上每天都会有不少家长来咨询宝宝不好好吃饭的问题。家长往往把宝宝吃不好饭的原因寄托在是否缺乏某种营养元素上，而事实上因为缺乏营养元素导致厌食的宝宝并不在多数。不良的饮食行为习惯是导致很多宝宝吃不好饭的主要原因，其中最先需要解决的就是：让宝宝自己吃饭。

（1）为什么要从小培养宝宝自己吃饭：吃饭的过程不仅仅是给宝宝补充营养，更是锻炼宝宝手眼口协调能力的好机会，有助于宝宝的身心发展。而一直由家长喂饭的宝宝精细动作发育相对落后，同时喂饭过程中会不由自主地强迫宝宝进食，从而使宝宝对吃饭产生厌恶的情绪，进而导致挑食、厌食。

（2）何时培养宝宝独立吃饭：当宝宝开始对你手中的碗勺感兴趣，想要抢夺餐具的时候，就是培养宝宝自己进餐的黄金时期。通常是从 10~12 月龄开始，通过一年左右的学习时间，2 周岁的宝宝应该已经能够自己独立进餐了。

（3）如何培养宝宝独立吃饭

1）让宝宝坐着吃饭：从宝宝能坐稳开始，就要把他放在餐椅中吃饭，这种习惯的培养越早越好。

2）准备条块状食物：1 岁左右的宝宝，已经基本具备了用手指精确拿捏食物的能力。条块状食物可以让宝宝体验自己进食的乐趣，还能有效阻止宝宝把手伸到大人碗里“胡搅蛮缠”。

3）为宝宝提供一套餐具：宝宝开始学习进食时可能只会拿勺子乱戳，家长可以不断示范如何把食物挖起来送入口中。宝宝从学拿勺子、挖起食物到准确送入口中，通常需要几个月甚至半年以上的时间，家长千万不要因为宝宝吃得邋遢而中途放弃。

4）控制进餐时间：有研究显示，2 岁宝宝在餐桌上的注意力大概只有 10 分钟。当宝宝进食一段时间后，饥饿感消失，注意力也难以集中进食时，就会玩弄手里的食物或餐具。因此，控制宝宝进食的时间不要超过半个小时。餐前 1 小时内不要给宝宝任何零食。

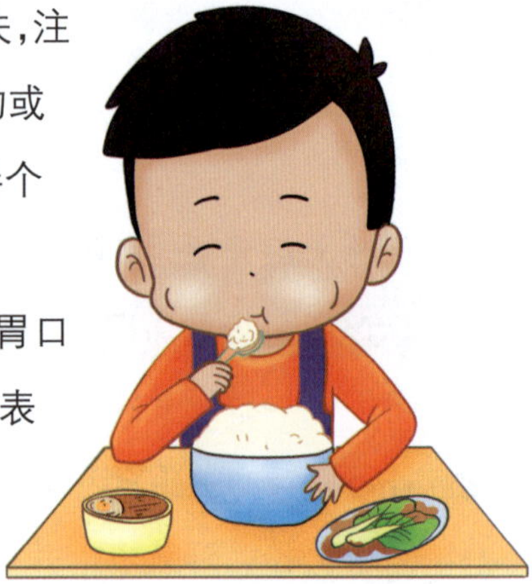

（4）何时需要就医：如果宝宝连续几天胃口都不好，或者一见到餐具就出现哭闹排斥的表现，那就需要带宝宝来医院检查，看看是不是因为身体不适引起的厌食。

（史晓燕，蒋志颖）

9. 不同阶段平衡膳食的饮食推荐

平衡膳食能最大程度地满足人体正常生长发育、免疫力和生理功能需要，满足机体能量和营养素的供给，并降低膳食相关慢性病发生风险。合理搭配是实现平衡膳食的关键，只有将各类食物的品种和数量合理搭配才能实现平衡膳食的目标。那怎么吃才是平衡膳食呢?

（1）6~24 月龄婴幼儿饮食推荐:6~12 月龄的辅食添加应从富含铁的泥糊状食物开始,循序渐进改变食物性状,使辅食粗颗粒化、条块化,并在保证奶量摄入基础上尽快达到食物多样化。而 13~24 月龄的宝宝要逐渐引导适应一日三餐的家庭饮食模式,同时维持奶量,辅食仍要注意清淡、营养、卫生(表 1-3)。

表 1-3 6~24 个月婴幼儿饮食推荐

年龄阶段		6 月龄	7~9 月龄	10~12 月龄	13~24 月龄
食物质地		泥糊状	碎末状	碎块状、手抓食物	条块状
辅食餐次		尝试,逐渐增加至 1 餐	每日 2 餐	每日 2~3 餐	每日 3 餐
每日食物种类及数量	乳类	约 6 次,800~1 000 毫升	4~6 次,700~800 毫升	3~4 次,600~700 毫升	2~3 次,400~600 毫升
	谷薯类	含铁米粉 1~2 勺	含铁米粉、粥、烂面、米饭等 3~8 勺	面条、米饭、小馒头、面包等 1/2~3/4 碗	各种家常谷类食物 3/4~1 碗多
	蔬菜类	菜泥 1~2 勺	烂菜/细碎菜 1/3 碗	碎菜 1/2 碗	各种蔬菜 1/2~2/3 碗
	水果类	水果泥 1~2 勺	水果泥/碎末 1/3 碗	水果小块/条 1/2 碗	各种水果 1/2~2/3 碗
	动物类	富含铁的肉类(如猪肉泥、牛肉泥、肝泥)	蛋黄、肉禽鱼、豆腐等 3~4 勺	蛋黄、肉禽鱼、豆腐等 4~6 勺	蛋黄、肉禽鱼、豆腐等 6~8 勺
	油盐	—	植物油:0~10 克盐:不加	植物油:0~10 克盐:不加	植物油:5~15 克盐:<1.5 克

注:1 勺 =10 毫升;1 碗 =250 毫升(小饭碗,口径 10 厘米,高 5 厘米)。

（2）2~17 岁儿童饮食推荐:2 岁后饮食更加规律,继续维持平衡膳食,注重培养孩子良好的饮食行为习惯,鼓励孩子参与食物选择与制作,提高营养素养(表 1-4)。

表 1-4　2~17 岁儿童饮食推荐

年龄阶段		2~3 岁	4~5 岁	6~10 岁	11~13 岁	14~17 岁
每日食物种类及数量	乳类	350~500 毫升	350~500 毫升	300 毫升	300 毫升	300 毫升
	谷类	75~125 克	100~150 克	150~200 克	225~250 克	250~300 克
	薯类	适量	适量	25~50 克	25~50 克	50~100 克
	蔬菜类	100~200 克	150~300 克	300 克	400~450 克	450~500 克
	水果类	100~200 克	150~250 克	150~200 克	200~300 克	300~350 克
	鸡蛋	50 克	50 克	25~40 克	40~50 克	50 克
	畜禽肉、水产品	50~75 克	50~75 克	80 克	100 克	100~150 克
	豆制品	5~15 克	15~20 克	105 克/周	105 克/周	105~175 克/周
	油盐	植物油：10~20 克 盐：<2 克	植物油：20~25 克 盐：<3 克	植物油：20~25 克 盐：<4 克	植物油：25~30 克 盐：<5 克	植物油：25~30 克 盐：<5 克
	水	600~700 毫升	700~800 毫升	800~1 000 毫升	1 100~1 300 毫升	1 200~1 400 毫升

（3）食物多样：多种食物构成的平衡膳食才能为孩子提供均衡的营养。平衡膳食需要孩子平均每天摄入 12 种以上，每周 25 种以上的食物（不包括调味料）。按照一日三餐分配食物品种数，早餐摄入 3~5 种；午餐摄入 4~6 种；晚餐 4~5 种；加上零食 1~2 种。

（4）何时需要就医：评估一个孩子是否吃得足够，重要的是监测身高、体重的增长情况。定期体检，监测生长曲线，若发现异常，及时找医生寻求专业指导。

（史晓燕，蒋志颖）

10. 宝宝挑食怎么办

宝宝挑食一直是家长们颇为头疼的问题。挑食不仅影响宝宝的营养摄入，还可能影响其生长发育、抵抗力和智力发育。那么，作为家长，我们应该如何应对这一问题呢?

(1) 以身作则树立榜样：家长应树立良好的饮食习惯榜样，在宝宝面前吃饭时避免分心，如看电视、玩手机等。同时，尽量避免在宝宝面前食用零食，以免影响宝宝的食欲和饮食习惯。

(2) 鼓励宝宝自主进食：鼓励宝宝自己动手吃饭，提高其对食物的兴趣。为宝宝提供适合其年龄的餐具，鼓励宝宝自己使用餐具。对宝宝独立进食的表现应及时给予鼓励和赞扬，尽管刚开始会有些狼藉，也尽可能让宝宝享受进食的乐趣。

同时，家长可以与宝宝一起购买他喜欢的餐具，增加对进餐的期待感。

(3) 合理限制进食时间：家长应合理限制宝宝的进食时间，一般不超过30分钟。如果宝宝频繁离开餐桌玩耍，家长可以多次提醒，但不要训斥。时间一到，家长可以将宝宝的餐具收掉，并告知宝宝如果肚子饿了需要耐心等到下一顿才能吃上饭菜，两餐之间不提供零食。

(4) 给食物增添色彩与创意：为了提高宝宝对食物的兴趣，家长可以在食物的外观和创意上下功夫。例如给食物“化妆”，为其取个好听的名字等。这不仅能增加宝宝的食欲，还能培养其对食物的欣赏能力。

(5) 自制营养零食：在不影响正餐的前提下，家长可以自制一些营养丰富的零食，如自制的酸奶、水果干、烘焙小面包等。这些零食不仅可以满足宝宝的口感需求，还能保证其营养摄入。

(6) 关注宝宝的生长发育：判断宝宝是否摄取足够的营养，不应只以饭量为标准。如果宝宝的身高、体重增长良好，身体健康，则证明其已经摄取了足够的能量和营养。因此，家长在关注宝宝饭量的同时，更应关注其生长发育情况。

（7）何时需要就医：如果宝宝长期食欲不佳，导致生长发育受到影响，家长应及时寻求医疗建议。医生会进一步完善营养状况评价，包括体格测量和评价、膳食评估及相应的实验室检查，再给予针对性的治疗方案。

（史晓燕，蒋志颖）

11. 宝宝不爱吃肉怎么办

肉类食品是儿童饮食中重要的营养来源，它们富含蛋白质、必需脂肪酸、维生素和矿物质，对于孩子的生长发育至关重要。从辅食添加初期开始，宝宝就可以通过肉泥等形式，逐渐接触并适应肉类食物。

然而，并非所有宝宝都偏爱肉类食品。长期不吃肉可能会导致能量、蛋白质、铁、锌和多种维生素摄入不足，进而引起体重不增、贫血、免疫力下降等问题。通过采取科学多样的方法，可以帮助解决宝宝不爱吃肉的难题。

（1）尝试多样化肉类食品选择：如果宝宝对某种肉类食品不感兴趣，家长可以尝试提供不同类型的肉类食品，如牛肉、羊肉、家禽肉、鱼肉或虾等。不同的肉类食品具有不同的口感和营养特点，变换种类可能会引起宝宝的兴趣。

（2）发挥榜样的力量：家长要充分发挥在餐桌上的示范作用。当家长自己享受肉类食品时，表现出愉悦的态度，并向宝宝解释肉类的营养价值。通过这种正面的示范作用，宝宝也会在潜移默化中改变对肉类食品的态度。

（3）巧妙搭配肉类食品与其他食品：对于不喜欢直接吃肉的宝宝，家长可以将肉混入米饭、面点或其他宝宝喜欢的食物中。比如肉馅的饺子、馄饨、包子、馅饼等，还可以自制肉松。

（4）何时需要就医：挑食是常见的儿童饮食行为问题。通过耐心引导和多样化的烹饪方式，可以有效提高宝宝对肉类食物的兴趣和摄入量，促使宝宝获得均衡的营养。如果这些措施仍无法改善宝宝不吃肉的问题，或者宝宝出现体重增长不足、多种食物挑食、疑似食物过敏等情况时，应及时就医寻求医疗建议。

（史晓燕，赵　璐）

12. 宝宝不爱吃蔬菜怎么办

蔬菜含有丰富的维生素、矿物质和膳食纤维，是孩子生长发育不可缺少的食物种类。成人及 4 岁以上儿童应每天摄入蔬菜类食物 300~500 克。然而，许多宝宝对蔬菜持有抵触态度，这可能导致维生素和矿物质摄入不足，甚至出现排便困难和抵抗力下降等问题。为了解决这一问题，家长可以采取以下策略。

（1）早期引入蔬菜：培养宝宝爱吃蔬菜的习惯最好从小开始，辅食添加初期（6 月龄左右）正是婴儿味觉发育的敏感期，在这个阶段及时引入不同种类的蔬菜可以帮助宝宝逐渐适应各种蔬菜的口感，培养他们对蔬菜的兴趣。

（2）父母的示范作用：父母的饮食习惯会潜移默化地影响孩子。家长自己要多吃蔬菜、不挑食，为孩子树立良好的榜样。此外，让宝宝参与蔬菜的制作过程，例如让他们帮忙洗菜或理菜，能使他们对蔬菜产生更多的兴趣。家长还可以给孩子讲述关于蔬菜的有趣故事，增加他们对蔬菜的好感。

（3）尝试多样化蔬菜选择：对于不喜欢吃蔬菜，特别是绿叶菜的宝宝，家长可以优先选择其他颜色的蔬菜，如西红柿、花菜、胡萝卜等，再逐渐引入纤维较粗的绿叶蔬菜。同时，将蔬菜剁碎或制成其他形式的食物，如菜粥、菜饭、蔬菜馅的包子和馅饼等，也有助于孩子接受蔬菜。

（4）改善烹调技巧：为了激发孩子的食欲，家长可以在烹饪技巧和摆盘上多下功夫。可以尝试将孩子特别喜欢的食物与蔬菜混搭，或用不同的方法烹制同一种蔬菜。同时，注意食物的色彩搭配、造型和容器变化，这些都能增加孩子对蔬菜的好感。

（5）何时需要就医：如果上述措施仍无法改善宝宝不吃蔬菜的问题，或者宝宝出现体重增长不足、多种食物挑食、疑似食物过敏等情况时，建议及时就医进行进一步的评估和治疗。

（史晓燕，赵 璐）

13. 哪些零食是“好零食”

孩子活动量大，新陈代谢旺盛，在恰当的时候吃适量的健康零食可以为孩子及时补充能量和营养。如果让小朋友随便吃、过量吃、无选择性地吃，就有可能会导致儿童出现不吃主食、挑食厌食、蛀牙、肥胖等一系列问题，甚至还会诱发某些慢性病。因此如何正确地吃零食关系到孩子未来的健康。

（1）正餐为主，零食少量：吃零食的时间离正餐时间最好间隔 1.5~2.0 小时，零食不能替代正餐。幼儿园阶段的小朋友除一日三顿主食，应给予两次加餐，加餐食物量要明显少于正餐。中小学生的饮食模式逐渐从“一日三餐＋两次点心”向“一日三餐”过渡。

（2）选新鲜、卫生有营养的零食：水果、奶类和坚果是平衡膳食的重要组成部分。水果宜选择时令新鲜的水果，奶类以纯牛奶、鲜牛奶为主，也可选择适龄配方奶粉，不宜选择乳类饮品、乳酸饮品。坚果营养丰富，但因坚果能量密度较高，一次不宜食用过多。婴幼儿不宜吃整粒坚果，以防发生呛咳或误吸等意外。

（3）少吃高盐、高糖、高脂肪零食：长期选择高盐、高糖和高脂肪食物可增加发生肥胖、血脂异常、心脑血管疾病、糖尿病和骨质疏松症等的风险。高糖零食还是引发龋齿的危险因素。

（4）不喝或少喝含糖饮料，不喝含酒精、咖啡因饮料：过多饮用含糖饮料容易让小朋友养成偏食挑食的习惯，摄入过多的能量还可增加肥胖、高血压、脂肪肝和糖尿病的风险。小朋友神经发育不完全，咖啡、茶中含有的咖啡因成分可能对大脑发育和功能产生负面影响。

（5）保持口腔清洁，睡前不吃零食：为了保证口腔卫生和牙齿健康，从小应培养吃完零食及时漱口或刷牙的好习惯。睡觉前1小时内不吃零食（包括牛奶），预防龋齿，睡前不进食也更有利于提高睡眠质量。

（6）何时需要就医：零食是把双刃剑，恰当食用零食有利于补充营养。但零食只是非正餐期间的少量食物或饮品，再有营养的零食也无法替代主食的作用。如果孩子出现严重挑食、龋齿、体重增长异常（缓慢或快速）需要及时就医。

（史晓燕，赵　璐）

14. 孩子的营养早餐该怎么搭配

俗话说“一日之计在于晨”，早晨的时间对于我们来说很宝贵，早餐提供的营养对于我们的身体同样重要，中国居民膳食指南中明确指出，早餐提供的能量应占全天能量的25%~30%，那么家长们该如何准备一份营养又合理的早餐，才能让孩子精力充沛地开启一天的学习生活呢？

（1）饮食规律，每天吃早餐，并保证早餐的营养充足：可结合本地饮食习惯，丰富早餐品种，尽量色彩丰富，适当变化每日早餐的口味，保证早餐营养质量。一顿营养充足的早餐至少包括谷薯、肉蛋、奶豆、果蔬这四类食物中3类及以上（表1-5），尽量找孩子喜欢吃的食物，做一些搭配组合（表1-6）。

表1-5 四类食物举例

谷薯类（谷类及薯类）	肉蛋类（鱼禽肉蛋等）	奶豆类（奶及其制品、豆类及其制品）	果蔬类（新鲜蔬菜水果）
馒头、花卷、包子、粥、米线、红薯、玉米等	鸡蛋、猪肉松、牛排、鸡肉等	牛奶、酸奶、豆浆、豆腐脑等	菠菜、西红柿、黄瓜、西蓝花、苹果、梨、香蕉等

表1-6 早餐举例

1	玉米粥1碗、蔬菜小菜1碟、1个鸡蛋、1片奶酪	含谷类、蔬菜类、蛋类、奶类
2	鸡蛋面饼1个、鲜牛奶1杯、苹果半个	含谷类、水果类、蛋类、奶类
3	香菇菜包1个、鸡蛋1个、纯牛奶1盒、小番茄数个	含谷类、果蔬类、蛋类、奶类
4	西红柿鸡蛋面1碗、酸奶1杯	含谷类、蔬菜类、蛋类、奶类
5	燕麦粥1碗、鸡蛋牛肉三明治1个、香蕉1根	含谷类、水果类、蛋类、肉类

（2）早餐一定要有谷物：如果家长没有时间准备种类丰富的早餐，那么一定要保证给孩子吃上谷薯类的食物。谷薯类食物（如稀饭、馒头、花卷、红薯、芋头等）中含有丰富的碳水化合物，这也是给我们大脑提供能量最主要、最快速的来源。进入学校孩子们就开始了一天的学习生活，父母们需要给孩子准备能够迅速提供能量的食物，谷物就是最佳的选择。

总之，不管是在营养学中的研究还是俗语“早上吃好，中午吃饱”都强调的是早餐要吃得科学。因此，孩子的早餐如何吃得好是父母们不断创新及学习的过程。

（史晓燕，赵 璐）

15. 孩子不爱吃饭是缺锌吗

锌作为人体内必需的微量元素之一，在动物性食物中较为丰富，长期缺乏会引起儿童食欲减退、生长停滞或减慢、出现异食癖或皮炎等多系统功能紊乱表现。“锌”缺乏后危害这么多，但出现食欲减退等症状时又不能全归咎于缺锌，什么情况下孩子才确实该给补锌了？孩子缺锌了我们又该如何补充？

（1）缺锌的原因

1）摄入不足：宝宝生后母乳不足，又未适时添加富锌的食品，会引起锌缺乏；植物性食物含锌少，而动物性食物不仅含锌丰富，而且容易被吸收，如果宝宝饮食中动物性食物过少或有偏食习惯等，这些都会造成锌摄入不能满足生长需要，导致缺锌。

2）吸收障碍：各种原因所致的消化道疾病或者腹泻；谷类食物中含多量植酸和粗纤维，均可与锌结合从而妨碍其吸收；牛乳锌的吸收率（39%）远低于母乳锌(65%);某些严重的肠病会导致严重的缺锌。

3)需要量增加:在生长发育迅速阶段的婴儿、生长速度过快的儿童、受伤后组织修复过程中、营养不良恢复期都有可能导致锌需要量增加。

4)排泄消耗:肾病、手术、反复急性感染、腹膜透析及长期肠外营养等疾病状态。

5)药物干扰:常见如钙剂、铁剂、某些利尿剂、类固醇药物或金属螯合剂等会降低锌吸收。

(2)如何补锌

1)食物补充:首先孩子要均衡膳食,动物性食物和植物性食物合理搭配,进食一些锌含量较丰富的红肉(牛肉、瘦猪肉、肝脏等)、部分海产品(如牡蛎,但不宜大量食用)、鱼类、禽类等(表 1-7)。

表 1-7　不同食物锌含量

单位:毫克/100 克

动物性食物	锌含量	植物性食物	锌含量
生蚝	71.2	口蘑	9.04
扇贝	11.69	黑芝麻	6.13
牡蛎	9.39	腰果(熟)	5.3
牛肉	4.70	松子仁	4.61
鸡蛋黄	3.79	黑豆	4.18
明虾	3.59	腐竹	3.69
羊肉	3.52	杏仁(烤干)	3.54
瘦猪肉	2.99	黄豆	3.34
鲈鱼	2.83	豇豆	0.38

2)口服锌剂:对于补锌,宜选用易溶于水、易于吸收、口感较好、成本较低的补锌药物。市面上常用的补锌药物参考见表 1-8。

表 1-8 三种类型补锌药物比较

	含锌化合物	锌吸收利用率	副反应
无机锌	硫酸锌、氯化锌、硝酸锌等	低，约 7%	胃肠道反应大
有机锌	葡萄糖酸锌、甘草锌、醋酸锌、柠檬酸锌、氨基酸锌、乳酸锌等	高，约 14%	胃肠道反应小，但有一定副作用
生物锌	富锌酵母等	好，约 30%	对人体刺激性小

（3）何时需要就医：如果宝宝出现以下“锌”缺乏的表现时请及时就医，临床医生通过临床病史采集、膳食调查和锌元素的检测综合判断孩子是否存在锌缺乏：

1）消化功能紊乱：味觉敏感性下降、消化不良、食欲缺乏、厌食挑食、异食癖（吃土、墙皮、纸片等）。

2）生长发育迟缓：身高、体重增长缓慢。

3）免疫功能降低：容易反复出现呼吸道、消化道感染。

4）皮肤黏膜损害：反复口腔溃疡、地图舌、伤口愈合慢、皮炎、皮疹、脱发等。

5）智力发育缓慢：行为、智力发育损害，注意力不集中，学习困难。

（史晓燕，赵 璐）

16. 如何预防宝宝缺铁

缺铁是儿童时期较常见的营养问题，特别是 6 月龄 ~2 岁婴幼儿，生长发育快，对铁的需求量大，而饮食结构相对单一，容易出现铁供不应求的现象。“小小”铁元素危害真有那么大吗？家长又该如何科学地给孩子补铁来预防缺铁的发生呢？

（1）缺铁的危害：缺铁会导致宝宝面色苍白或萎黄、食欲减退、消化不良、免疫力低下、烦躁、头晕耳鸣、活动量减少。而长期缺铁则会引起儿童生长迟缓或行为异常，表现为上课注意力不集中、学习成绩下降。

（2）怎么预防宝宝缺铁

1）做好母乳喂养：鼓励母乳喂养至少 6 个月。虽然母乳中铁的含量比配方奶中要少，但是铁吸收率高（50%），是牛乳（10%）的 5 倍，所以尽量母乳喂养。

妈妈在孕后期及哺乳期都应多食富含铁的食物，如果发现自己贫血要及时治疗，不然会直接影响到宝宝对铁的摄入。

2）及时添加强化铁的辅食：及时添加含铁丰富的辅食对预防婴儿缺铁至关重要。不论是母乳喂养还是配方奶喂养的宝宝，生后 6 月龄起就需要陆续添加强化铁米粉、肉泥、动物肝泥、动物血泥等含铁丰富的食物。每日的肉蛋类食物参考量见表 1-9。

表 1-9　不同年龄段儿童每日所需肉蛋类食物量

年龄	每日肉蛋类食物推荐摄入量
7~9 月龄	逐渐增加量至至少 1 个蛋黄以及 25 克肉禽鱼（如果鸡蛋过敏，再增加肉类食物 30 克）
10~12 月龄	1 个鸡蛋（至少 1 个蛋黄）以及 25~75 克的肉禽鱼
13~24 月龄	1 个鸡蛋以及 50~75 克的肉禽鱼
2~5 岁	1 个鸡蛋以及 50~75 克的肉禽鱼
6~10 岁	1 个鸡蛋、畜禽肉 40 克、水产品 40 克
11~13 岁	1 个鸡蛋、畜禽肉 50 克、水产品 50 克
14~17 岁	1 个鸡蛋、畜禽肉 50~75 克、水产品 50~75 克

3）口服铁剂：在宝宝已经发生贫血的时候，口服铁剂比食补的补铁效率更高，目的是尽快纠正贫血，避免因贫血而影响宝宝的生长发育。

此外，对于早产儿、出生体重比较低的宝宝（小于 2 500 克）、双胞胎，这些宝宝本身体内的储备铁就不足，且生后会经历一个追赶生长的过程，对铁的需求量高于一般的足月宝宝，相对更容易出现缺铁性贫血，所以对于这部分宝宝如果生后为纯母乳喂养，一般建议生后 2 周开始补铁，剂量为 2~4 毫克/（千克·天）铁元素（最大 15 毫克/天），直到 1 周岁。

4）口服铁剂有哪些注意事项

铁剂一般选择在两餐之间或餐后服用，对于新型铁剂可以餐时服用（具体服用时间见药品说明书）。

铁剂服用时间一般选择在服用抗酸剂（如碳酸钙等）前 2 小时或服用后 4 小时。

可同时服用维生素 C 或鼓励孩子进食蔬菜水果促进铁吸收，并且要避免和茶水同时服用。

（3）何时需要就医：科学的喂养、合理的饮食搭配、良好的饮食习惯，可降低宝宝缺铁的发生率。婴幼儿定期到保健科体检，有助于医生早期发现缺铁症状。父母如果发现宝宝有面色苍白或萎黄、食欲减退等缺铁症状时也建议及时就医。

（史晓燕，赵 璐）

17. 枕秃、多汗、萌牙晚是缺钙吗

如何为孩子科学补钙一直是父母们关心的话题，婴幼儿期是孩子发育的关键阶段，饮食当中的钙摄入量不足、孩子生长过快，肠道对钙吸收利用不良（腹泻等）或体内维生素 D 缺乏均会导致缺钙的发生，缺钙会直接影响到骨骼和牙齿的健康。然而，生活中父母该如何走出补钙误区做到心中有数呢?

（1）如何判断孩子从食物中是否获取足够的钙：孩子需不需要补钙，首先看能否从食物中获取足够的钙。奶制品是孩子膳食钙的主要来源，不同奶制品的含钙量（表 1-10）及钙的吸收率有所差别，我们可以根据每个年龄段钙的需要量（表 1-11）及孩子的奶量来估算每日的钙摄入量是否达标，婴儿期奶量达到 600 毫升以上基本能够满足儿童钙的需求，对于幼儿时期除了每日摄入足够的奶量外还需要在饮食中强化其他含钙丰富的食物（表 1-12）。

表 1-10　奶制品含钙量

奶类	每 100 毫升含钙量/毫克
母乳	30~33
配方奶粉	45~60
鲜牛奶	102~107

表 1-11　0~17 岁婴幼儿钙推荐量

单位：毫克/天

年龄	钙推荐量	年龄	钙推荐量
0~6 月龄	200	4~6 岁	600
7~12 月龄	350	7~8 岁	800
1~3 岁	500	9~17 岁	1 000

表 1-12　提供 300 毫克钙所需要的食物量

单位：克

食品名称	重量	食品名称	重量
芝麻酱	25.6	海带（水发）	124.5
虾皮	30.3	黄豆（干）	157.1
奶酪	37.5	酸奶	254.2
豆腐干	41	豌豆	283
河虾	92.3	空心菜	303
紫菜（干）	113.6	小白菜	333.3
黑木耳（干）	121.5	腐竹	389.6

（2）“枕秃”多汗”“萌牙晚”要不要补钙：“枕秃”“多汗”“萌牙晚”这些症状是儿童佝偻病的某些表现，但反过来说并不成立。最常见的一种佝偻病类型叫“维生素 D 缺乏性佝偻病”，维生素 D 具有促进钙吸收的作用，如果维生素 D 缺乏，钙不能正常沉着在骨骼的生长部位，会导致佝偻病的发生。患有佝偻病的儿童会出现多汗、烦躁、睡眠不安、夜惊等神经精神症状；也可以出现枕秃、囟门增大或晚闭、萌牙晚的表现；随着病情进展，还可见颅骨软化、方颅等不同程度的骨骼改变。除了缺钙会导致“枕秃”“多汗”“萌牙晚”的发生，其他原因也可能会引起这些症状的发生。

1）枕秃：是指婴儿头部和枕头接触的部位出现一圈头发稀疏不生长的现象。如果孩子头部有湿疹或者头部多汗，也会来回摩擦头部来减少瘙痒感，导致局部脱发，出现枕秃。

2）多汗：孩子天生好动，入睡后体内的热量还没散发完，就会通过出汗的方式排出来。另外，在婴幼儿期入睡后主管汗腺的交感神经因失去大脑的控制而一时兴奋，会出现入睡后出汗的现象。还有一些特殊疾病，比如结核病通常表现为夜间多汗、醒后汗止，但常伴有低热、消瘦、食欲缺乏等其他表现等。

3）萌牙晚：萌牙有个体差异，如果超过 13 个月龄孩子乳牙仍未萌出才称之为乳牙萌出延迟。另外，不只是缺钙，外胚层发育不良或甲状腺功能减退的孩子也会出现牙齿发育异常。

（3）如何选择钙剂：首选钙含量多、胃肠易吸收、安全性高、口感好、服用方便的钙制剂（表 1-13）。

表 1-13　常用钙制剂特点

通用名	含钙量	溶解度	口感	其他
复方碳酸钙颗粒	40%	易溶	淡柠檬味	络合钙、维生素 D_3
碳酸钙 D_3（片剂/颗粒剂）	40%	难溶	无味，咸涩	含维生素 D_3
碳酸钙（片剂/颗粒剂）	40%	难溶	无味，咸涩	

续表

通用名	含钙量	溶解度	口感	其他
葡萄糖酸钙(口服液)	9%	易溶于热水	微甜	
醋酸钙(冲剂)	25%	极易溶于水	醋酸味	
乳酸钙(冲剂)	13%	极易溶于热水	乳酸味	

（4）补钙有哪些注意事项

1）补钙时最好有蛋白质摄入。

2）不要与富含植酸、草酸、鞣酸、高纤维膳食同时进餐。

3）同时应关注促进钙吸收和钙代谢的维生素 D、维生素 K_2 及微量营养素铁、锌是否缺乏。

4）长期充足钙摄入比短期大剂量补充钙剂效果更好。

（5）何时需要就医：生活中父母应注意孩子饮食中的钙摄入及体内维生素 D 水平的监测，当孩子出现“枕秃”“多汗”“萌牙晚”等疑似缺钙表现，父母们又毫无头绪时可以及时咨询医生。

（史晓燕，赵 璐）

18. 如何科学补充维生素 D

维生素 D 作为促进钙吸收非常关键的一种营养元素，越来越受到家长的重视，但孩子从什么时候开始要补维生素 D？要补多长时间？还是让不少的爸爸妈妈感到疑惑。

（1）生后什么时间开始补充维生素 D：2021 年中国儿童维生素 A、维生素 D 临床应用专家共识指出，推荐新生儿出生后应尽早开始每日补充维生素 D 400~800 国际单位。

（2）如何判断宝宝是否缺乏维生素 D：目前检测血清 25（OH）D 的浓度是诊断有无维生素 D 缺乏的金标准，婴儿及儿童血清 25（OH）D 充足水平为 50~250 纳摩尔/升，25-（OH）D 不足及缺乏水平为 <50 纳摩尔/升。

（3）人体获取维生素 D 的主要方法：皮肤合成维生素 D 是人体最主要的维生素 D 来源，不同区域、季节、海拔、紫外线强度、户外活动时间、皮肤暴露面积都会影响体内维生素 D 的合成。平均户外活动时间应在 1~2 小时/天，当阳光照射受限时，宜额外补充维生素 D。

（4）维生素 D 需要补到什么时候：学龄期儿童阳光照射不足、维生素 D 强化牛奶或维生素 D 强化食品进食少的时候建议额外补充维生素 D 400 国际单位一直到青春期。

（5）维生素 D 补充和喂养方式有关吗：母乳当中维生素 D 含量很少，而婴儿配方奶需要每日摄入 1 000 毫升时才能相当于维生素 D 400 国际单位，但小婴儿通常难以达到每日 1 000 毫升奶量。因此，不论母乳喂养还是配方奶喂养的宝宝，均需每天摄入维生素 D 400~600 国际单位的补充剂。

（6）何时需要就医：维生素 D 缺乏高危儿童（早产、多胎、低出生体重儿、患有某些疾病以及部分生长速度过快的儿童）应在专业儿保科医生的指导下口服维生素 D 补充剂，并可通过定期监测儿童血清 25-（OH）D 水平来调整用量。

（史晓燕，赵　璐）

19. 肥胖宝宝该怎么吃

肥胖不仅本身是一种疾病，而且它还是很多种慢性病的危险因素，因此肥胖防治要从娃娃抓起。虽然大家都知道减重应该“少吃多动”，但孩子是处于生长发育过程中的特殊群体，因此儿童减肥不能盲目节食、更不能乱用减肥药物。应在保证儿童正常生长发育的前提下，通过调整孩子的饮食结构、饮食行为、生活方式以及合理的运动，逐步达到增肌减脂，改善肥胖程度、生理机能和身体素质的目的。

（1）控制能量摄入：肥胖儿童的减重饮食，建议总能量摄入在正常体重儿童青少年需要量的基础上减少 20% 左右。正常体重儿童膳食推荐可参考《中国居民膳食指南（2022）》中不同年龄段的“平衡膳食宝塔”。建议肥胖的孩子在家和学校都使用餐盘吃饭，这样更有利于观察和管理孩子每餐的食量。

（2）保证平衡膳食：减肥饮食也需要均衡营养，食物多样化，每天的食物应包括谷薯类、蔬菜水果、禽畜鱼蛋奶类和大豆坚果类；达到每天摄入 12 种以上食物，每周摄入 25 种以上食物，早餐应吃 3 种以上食物。保持食物中的荤素搭配、粗细搭配，增加新鲜蔬菜水果、全谷物和杂豆在膳食中的比例，蔬菜最好有一半是深色蔬菜。

（3）调整饮食结构：推荐低脂肪、低糖和高蛋白、高微量营养素、富含纤维素的食谱。两餐间饥饿时，优先选择能量密度低、饱腹感强的食物，如低脂牛奶、新鲜蔬果等，减少高脂、高钠、高糖的食品。

（4）改变饮食行为：三餐要规律，保证吃好早餐，晚餐不吃太饱，避免单餐大份量进食的用餐方式。吃饭时细嚼慢咽，一顿饭控制在 20~30 分钟。鼓励饭前可以先喝点蔬菜汤或水，吃菜顺序先吃蔬菜、再吃荤菜、最后吃主食。减少快餐、点外卖或在外就餐。

（5）合理选择和食用零食：详见本章相关内容。

（6）何时需要就医：多数肥胖孩子经过科学的饮食、运动管理和生活方式的改变，都可以逐步改善肥胖状态。但是当孩子经过一段时间的生活方式干预后仍然不能控制体重，或者有运动禁忌时，应寻求专科医生的帮助。对于有明确病因的继发性肥胖（如患有甲状腺功能减退）或伴有严重肥胖并发症（如高血压、高血糖等）的孩子，需要专业的肥胖多学科团队进行综合评估，制定治疗方案。

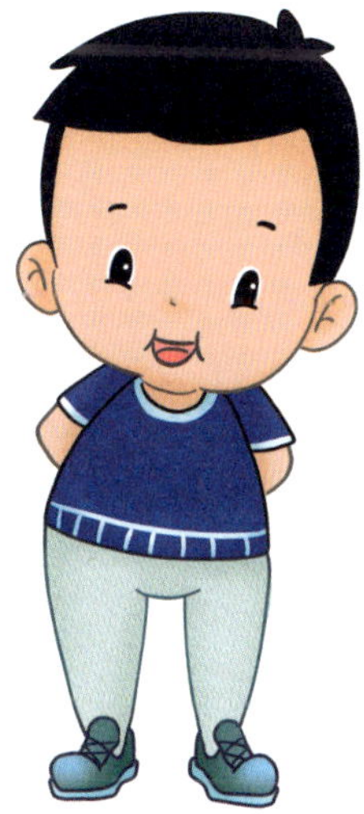

当孩子体重减少过快或过慢时也建议咨询医生及时调整饮食策略。

（史晓燕，赵 璐）

20. 瘦小宝宝的喂养技巧

宝宝长得瘦小有很多种原因，比如遗传因素、营养摄入不足、消化系统问题等。但不论哪种原因引起的瘦小，想要追赶身高体重都离不开营养支持。在家庭饮食中，选对食物烧对菜，培养宝宝良好的饮食行为习惯要比盲目给宝宝添加各种保健品更重要。

（1）平衡膳食，种类多样化：保证孩子一日三餐、定时定量、饮食规律。做到食物多样化，每餐的膳食应包括谷薯类、蔬菜水果、畜禽鱼蛋、奶和大豆等食物中的3类及以上；每天食物种类达到12种以上，每周达到25种以上。

（2）食物选择兼顾能量和营养密度：瘦小的孩子在食物选择上应优先

选择能量且营养素密度均相对较高的食物。不同食物的能量密度差异很大，同一种食物不用的烹饪方式也会影响能量密度。富含碳水化合物、蛋白和脂肪的食物能量密度较高，而富含水分和膳食纤维的食物能量密度较低（表 1-14）。同样是 100 克，米饭的能量是米粥的 2 倍，因此吃等量的米饭比粥更利于追赶体重。

表 1-14 不同食物所提供的能量参考（每 100 克）

食物分类	食物名称	能量/千卡	食物分类	食物名称	能量/千卡
主食类	白米粥	46	畜禽肉蛋水产类	河虾	87
	白煮面	107		鲫鱼	89
	白米饭	118		猪肝	126
	花卷	214		牛里脊肉	134
	馒头	236		鸡腿	146
	烧饼（加糖）	298		午餐肉	320
	油条	388		猪肉脯	378
蔬菜类	冬瓜	10	水果类	西瓜	31
	小白菜	14		水蜜桃	46
	西红柿	15		紫葡萄	45
	黄瓜	16		芒果	52
	南瓜	23		香蕉	93
	西蓝花	27		鲜枣	125
	胡萝卜	32		榴莲	150

另外，除了保证能量摄入，还要重视食物的营养素密度。食物的营养素密度是指单位能量的食物中某种营养素的浓度。糖果、油炸类食物虽然能量高，但营养素密度低，因此建议少吃。而瘦肉、奶及奶制品、豆制品、蛋类等食物，既富含能量，也富含优质蛋白质和矿物质，是适合瘦小孩子的优选食物。

（3）合理烹饪，培养健康的饮食行为：合理烹调，宜采用蒸、煮、炖、煨等烹饪方式，少用油炸、烧烤、腌渍等方式，更利于消化。培养孩子健康的饮食行为习惯，不喝含糖饮料，少吃高盐、高糖、高脂及含反式脂肪酸的食物。尽量固定进餐时间，营造温馨的就餐环境。

（4）实用喂养技巧

1）早餐可以选择牛奶加面点，避免长期喝稀粥，因为稀粥的能量密度和营养密度均较低。如果宝宝喜喝粥，尽量熬稠厚些，同时搭配些肉松或蛋类来丰富早餐的能量和营养。

2）建议每天喝奶，选择全脂牛奶或适龄的配方奶，也可在医生的指导下使用高能量的特殊配方粉。

3）少喝汤，汤的营养并不及熬汤食材本身的营养。也就是说“鸡汤”的营养比不上“鸡肉”“鱼汤”的营养比不上“鱼肉”。特别是瘦小的孩子，喝多了汤还吃不下其他饭菜，不利于孩子的生长。

4）挑食宝宝的家庭干预方法可参见本章相关内容。

（5）何时需要就医：孩子除了瘦小，还伴随有胃肠道不适如经常腹痛、呕吐、排便异常、口腔异味；或者经过饮食调整后仍然不能改善体重增长等情况，建议及时就医。

（史晓燕，赵　璐）

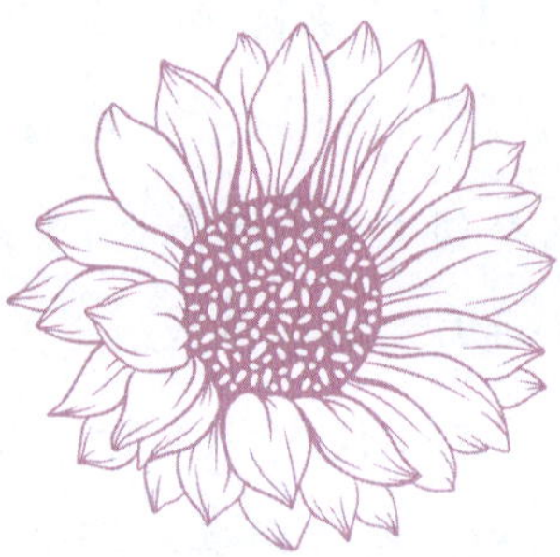

第二章

生长发育与生活照护

1. 如何判断孩子的生长发育情况

孩子的生长发育是每个家长都非常关心的问题。生长曲线在其中起着非常重要的作用，可以帮助家长和医生更好地了解孩子的生长发育情况。那么，如何有效利用生长曲线呢?

生长曲线是通过对大量正常儿童的生长发育数据进行监测和记录，然后绘制出来的曲线图。这些曲线可以用来判断孩子的身高、体重等指标是否在正常范围内。

（1）怎样看生长曲线图：下面以 2~5 岁男童的身高曲线图为例。如图 2-1 所示，图表的横轴代表孩子的年龄，纵轴代表孩子的身高。曲线（0）代表第 50 百分位数，相当于各年龄段孩子身高的平均水平；曲线（1）代表约第 85 百分位数，曲线（-1）代表约第 15 百分位数；曲线（2）代表第 97 百分位数，曲线（-2）代表第 3 百分位数。孩子身高处于曲线（2）和（-2）之间，都属于正常范围。

（2）使用生长曲线图时的注意事项：在使用生长曲线时，需要注意以下几点：

1）不要过分依赖生长曲线。生长曲线只能作为参考，不能作为诊断的依据。如果孩子的生长发育指标与生长曲线有较大的偏差，应该及时就医进行详细检查和评估。

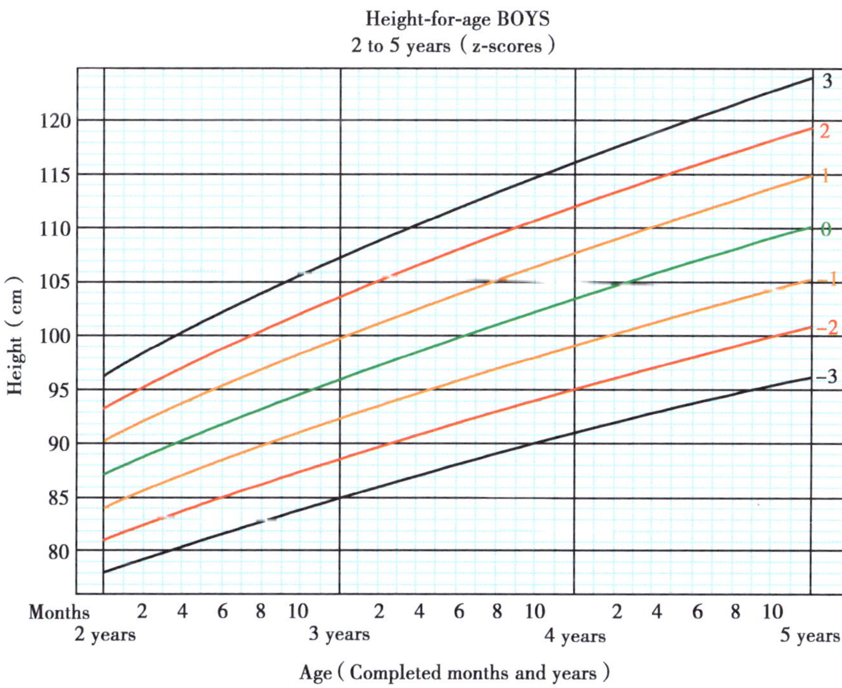

图 2-1　生长曲线
（图片来源：WHO）

2）不要把生长曲线作为比较的唯一标准。每个孩子的生长发育情况都是不同的，即使两个孩子在同一年龄段身高、体重等指标相同，也不代表他们的生长发育情况完全一样。因此，家长应该从多个方面进行观察和评估，不要仅仅依靠生长曲线来比较孩子的生长发育情况。

3）需要长期观察孩子的生长发育情况。孩子的生长发育是一个长期的过程，因此需要家长长期观察和记录孩子的生长发育情况。通过定期记录孩子的身高、体重等指标，可以更好地了解孩子的生长发育趋势。

（3）出现异常现象需要及时就医：生长曲线图用于记录和评估孩子的生长发育情况，如果孩子的生长曲线出现以下情况，可能需要就医：

1）生长过快：如果孩子的生长曲线超过 97%，可能存在生长过快的问题，特别是伴有身高加速生长，要注意是否有性早熟问题。

2）生长过缓：如果孩子的生长曲线低于 3%，可能存在生长过缓的问题，除了一般的喂养问题以外，还需要检查激素或代谢指标，排除例如生长激素缺乏症、甲状腺功能减退等病理原因。

需要注意的是，以上情况并不一定意味着存在严重的问题，但在有需要的时候，应该及时向医生寻求帮助，以保证孩子的健康成长。同时，定期的体检也是非常必要的。

（陈 艳，季忆婷）

2. 如何科学监测孩子的身高体重

冰冻三尺非一日之寒，宝宝的生长是一个连续过程，爸妈掌握好生长监测的方法，记录身高（身长）、体重变化的趋势，会及时发现影响生长的问题。

（1）如何在家里进行身高体重测量：我们需要用到一把卷尺或身高标准贴纸、一个体重秤。测量时尽量做到空腹状态（如洗澡、排空小便后），脱去鞋帽袜。每次测量尽量在同一时间点（因早晚测量数值也会有出入）。

3 岁前卧位测身长，家中测量可让孩子平稳躺在木桌或平坦的床面，边上放一把卷尺，拉紧卷尺测量从头顶部至足底的距离，测量时要注意固定宝宝双膝保持伸直；3 岁后立位测身高，可使用标准身高纸贴于墙面，儿童立正姿势、足后跟并拢靠墙、双肩放松。

小婴儿有专门的家用婴儿秤，也可以让父母抱着孩子站上体重秤测量后，减去父母的体重，得到相应体重值（但这样会造成一定误差）。大孩子就可以自己平稳站立于体重秤上，避免摇晃，不要接触其他物品，进行测量。

（2）在家里进行检测身高体重的方法及频率每次测量身长（身高）、体重后需进行记录。推荐使用“生长曲线”，方便直观，可以描画出孩子的生长速率，连续追踪个体化生长“轨道”，及时发现生长落后或偏离现象，有助于分析寻找原因，采取措施。

儿童生长并非匀速，生长监测频率与年龄有关，一般我们推荐以下监测频率（表 2-1）：

表 2-1　不同年龄段儿童推荐生长监测频率

不同年龄段	推荐频率	备注
<6 月龄	每月一次	
6~12 月龄	每两个月一次	高危儿可适当增加频率
1~3 岁	至少每 3 个月一次	
3~6 岁	至少每半年一次	
>6 岁	至少每年一次	青春期前生长增速可适当增加频率

注：推荐以上监测频率前提为孩子生长速率在正常范围内。

（3）何时需要就医：如果条件不允许，不能每次都来医院进行检测，建议父母认真学习测量和记录方法，自己在家做好监测，根据生长曲线发现孩子近期、远期的营养状况，如发现生长速度偏离，及时到医院就诊。

（陈　艳，季忆婷）

3. 孩子不同阶段该做哪些体检项目

（1）不同年龄阶段的宝宝需要定期体检，体检的频率以及体检的项目有哪些呢？表 2-2 供大家参考：

表 2-2　不同年龄段儿童推荐体检项目

年龄	体检项目
42 天	常规体格检查（身高、体重、头围、视、触、叩、听）、血常规、神经运动发育筛查、发育迟缓筛查、语言发育筛查
3 月龄	常规体格检查、髋关节检查、血常规、神经运动发育筛查、发育迟缓筛查、语言发育筛查

续表

年龄	体检项目
6月龄	常规体格检查、血常规、神经运动发育筛查、发育迟缓筛查、语言发育筛查、视力筛查
9月龄	常规体格检查、血常规、神经运动发育筛查、发育迟缓筛查、语言发育筛查、视力筛查
1周岁	常规体格检查、血常规、神经运动发育筛查、发育迟缓筛查、语言发育筛查、视力筛查
1岁半	常规体格检查、血常规、神经运动发育筛查、发育迟缓筛查、语言发育筛查、视力筛查、孤独症谱系障碍筛查、口腔保健、听力筛查
2周岁	常规体格检查、血常规、神经运动发育筛查*、发育迟缓筛查*、语言发育筛查*、视力筛查、孤独症谱系障碍筛查、口腔保健、听力筛查
2岁半	常规体格检查、血常规*、神经运动发育筛查*、发育迟缓筛查*、语言发育筛查*、视力筛查、口腔保健、听力筛查
3周岁	常规体格检查、血常规*、神经运动发育筛查*、发育迟缓筛查、语言发育筛查、视力筛查、口腔保健、听力筛查

1）常规体格检查不管哪个年龄阶段都必须经过医生的严格的检查，因为一些特殊情况会在查体中发现。

2）血常规检查用*标注意思是说不是每次必查，相对来说3月龄和6月龄的较重要，因为该年龄阶段是生理性贫血期较常发生的时间。

3）神经运动发育筛查、发育迟缓筛查、语言发育筛查是早期发现孩子发育问题的主要方法，用*标注意思是说正常孩子的健康体检不需要每次都测，具体情况根据医生的建议。

4）视力筛查一般在6月龄开始测试，半年左右复查一次。

5）高危儿因为孩子本身体质的特殊情况，建议到有资质的医院进行系统的检查。

（2）其他情况

1）体弱儿有肛周脓肿，需要检测免疫功能，一些特殊面容，需要做染色体或基因检测。

2）发育迟缓儿：分为体格发育迟缓和智能发育迟缓，前者主要注重体格测量、营养评估和饮食指导，后者侧重于神经系统发育评估、早期教育指导，不管是哪一种发育迟缓，不能仅仅满足常规体检就可以，而是严格按照医生的指导定期复查。

（陈 艳，张郦君）

4. 宝宝一天的作息该如何安排

如何培养宝宝规律作息，我们一起来认识“EASY”婴儿作息程序，让你和宝宝的生活一起规律起来。

EASY 程序是一位美国的育儿专家特蕾西·霍格提出来的，这是一个让父母和宝宝的生活尽早规律起来的好方法。“吃——活动——睡觉”的顺序，这是生活的自然程序，然而对于小婴儿，这样的作息规律是需要父母逐步引导的。

（1）Eat——吃：婴儿的一天开始于吃，按照常规程序作息的婴儿，每日进食时间相对规律。

（2）Activity——活动：吃过后玩耍，对于大月龄宝宝是自然而然的事，但小月龄宝宝经常会吃奶后立即入睡的情况。EASY 程序要求家长让婴儿吃完后尽量玩一会儿，这样可以让宝宝白天有充足的时间活动，避免过度依赖母乳或奶瓶入睡、防止养成边吃边玩的不良习惯。

（3）Sleep——睡觉：宝宝玩疲倦后就会有睡意，此时家长若能及时观察宝宝犯困信号进行哄睡，能显著减少哄睡所需时间。白天小睡规律的宝宝，清醒时精力将更加充沛，食欲也会更好。

（4）Yourself——你的时间：按照常规程序作息的婴儿，家长会很清楚孩子白天小睡的持续时间。因此，在孩子醒来之前，家长可以享有一段属于自己的时间。

因此，EASY 程序的核心是父母在婴儿生活中起主导作用，顺应婴儿发出的信号，引导婴儿顺从父母的指导而作息。这种作息方式相比无序的养育方式，有助于父母更快地学会分辨宝宝哭闹的原因，能改善宝宝的睡眠质量，也能让父母拥有更多的休息时间。

在新生儿阶段，可以顺其自然地作息，以帮助妈妈休息恢复体力，2~4 月龄宝宝经过一个多月的磨合期后，生活应该逐步进入正轨，变得更有规律。如果你在这个阶段发现宝宝作息紊乱，睡不好、吃不好、玩不好，可以开始尝试 EASY 程序育儿方法。

（5）何时需要就医：EASY 程序不一定适用于所有家庭，如果按照上述方法实践后仍然无法解决作息问题，建议前往医院就医，寻找原因，及时调整。

（陈 艳，季忆婷）

5. 孩子不同阶段需要多少睡眠时间

充足的睡眠对儿童的体格和智力发展非常重要，良好的睡眠还能促进大脑发育和生长激素的分泌。

（1）儿童需要的睡眠时间：儿童睡眠特点为年龄越小、睡得越多。新生儿平均每天要睡 16~20 个小时，且没有明显的昼夜节律，随着宝宝逐渐长大，觉醒时间越来越长，需要的睡眠时间逐渐减少，大部分婴儿到了 3~4 月龄时能建立比较稳定的昼夜节律。直到成人平均每天需要 8 小时左右的睡眠。表 2-3 给出了不同年龄段儿童的睡眠时长要求。

（2）儿童睡眠的特点：睡眠可分为浅睡眠和深睡眠，睡眠周期中交替出现。新生儿的睡眠起始于浅睡，约 15 分钟后进入深睡，再 15 分钟后进

表 2-3　不同年龄段儿童推荐睡眠时长

单位:小时

年龄	一天睡眠	夜间睡眠	白天睡眠
0~1 月龄	15 以上	昼夜各半	
3 月龄	14.16	8.90	5.21(3 次小睡)
6 月龄	13.01	9.30	3.78(2 次小睡)
12 月龄	12.53	9.70	2.80(2 次小睡)
18 月龄	12.35	9.80	2.57(1 次小睡)
2 岁	11.99	9.70	2.28(1 次小睡)
4 岁	11.56	9.50	白天不睡
5 岁	11.29	9.30	

入浅睡到醒,深睡和浅睡各占一半,一个睡眠周期约 45 分钟。由于小婴儿浅睡眠时间较多,因此经常会出现“放下醒”的情况。随着宝宝大脑发育不断成熟,深睡时间延长,到 6 个月时,82% 的宝宝睡眠就起始于深睡,睡眠周期也随着年龄增加而延长,2~3 岁的婴幼儿平均睡眠周期为 1 个小时。浅睡在后半夜更加明显,很多家长因此会遭遇宝宝在后半夜经常夜醒的问题。

(3)儿童睡眠不足的危害:睡眠不足会损伤大脑额叶皮质功能,影响儿童的认知功能发育,引起注意力不集中、语言及抽象思维功能损害等问题。尤其是晚上睡眠不好的儿童,会使得父母的睡眠不足,对整个家庭都会产生负面的影响。

(4)何时需要就医:儿童睡眠不足、睡眠不规律、小睡缺失、夜醒频繁、过度依赖奶睡或者抱睡等睡眠问题相当普遍。尤其是,宝宝睡不好会使得父母的睡眠质量受到严重影响,导致白天工作效率下降,出现各种焦虑情绪。因此,出现睡眠问题的时候一定要至医院就诊。

(陈　艳,季忆婷)

6. 如何让宝宝睡得更好

宝宝睡眠问题是个剪不断理还乱的话题，能和宝宝一起好好睡个觉有时并不容易。婴儿睡不好觉也会影响家长的休息与情绪，什么原因会导致宝宝睡眠不好呢?

（1）影响睡眠的原因

1）睡眠环境：经常变换宝宝睡觉的地方或陪睡觉的照养人；宝宝睡觉穿的衣服不合适；宝宝睡觉的场所有刺激的噪声、光线。

2）睡眠时机：家长是否了解宝宝的睡眠信号并及时哄睡；是否了解宝宝通常醒后能清醒多长时间；宝宝睡前是否经常处于过度兴奋的状态；家长是否每天都很晚睡觉影响宝宝的入睡时间。

3）作息习惯：宝宝每天作息时间是否规律；宝宝白天小睡的时间和频率是否规律；宝宝是否过度依赖乳头、大人抱着入睡。

4）心理因素：宝宝的主要看护人近期是否有更换过；宝宝近期有无遭受较大的情绪波动。

5）喂养因素：宝宝是否会边吃边睡；宝宝晚上的喂食频率是否比白天更高；宝宝睡前是否进食过饱或者没吃饱就入睡；宝宝每次夜间醒来需要吃很多奶还是只要吸吮几口就能继续入睡。

6）身体因素：宝宝最近是否生病、萌牙、长湿疹；宝宝最近是否接种过疫苗；宝宝是否张口睡觉或夜间打呼噜；是否给宝宝规律补充维生素 D。

（2）如何让宝宝睡得更好可以参考以下几点：

1）建立规律的生活作息：如果宝宝很难安静下来睡觉，或者黑白颠倒，或者频繁夜醒，需要留意下宝宝的作息是否规律。如果想要宝宝拥有高质量的睡眠，则需要有规律作息。

2）掌握最佳睡眠时机：及时把握宝宝的入睡信号、及时哄睡。最常见的睡眠信号可以是打呵欠、揉眼睛；有些宝宝会变得相对安静、两眼无神；有些会盯着某个地方发呆；也有些会坐立不安、烦躁、嘴里发出怪叫。

3）建立常规睡前程序：睡前有一个比较固定的“仪式”有利于培养宝宝入睡。比如白天每次小睡前半小时左右带宝宝进房间，拉上窗帘，给宝宝哼会儿小曲；晚上睡前给宝宝洗澡、抚触、喂奶。睡前活动日复一日重复，会让宝宝逐步形成条件反射，看到妈妈“拉窗帘”或者“关灯”就知道要睡觉了。

4）早睡：早睡才能睡得更好，拥有更多的深睡眠，有利于生长激素的分泌，能让宝宝长得更好。

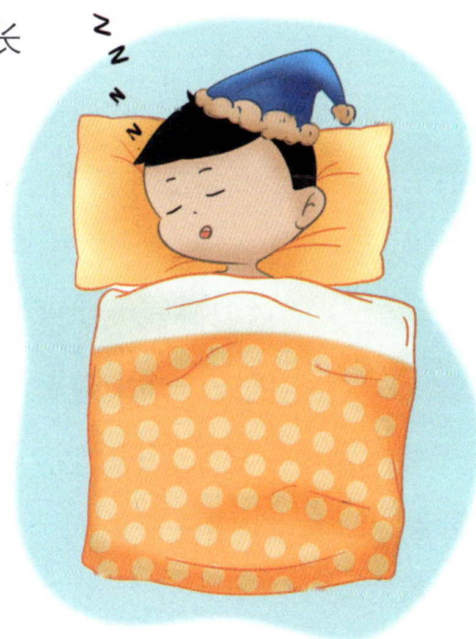

5）良好而固定的睡眠环境：婴儿对环境的变化敏感，不要经常变换入睡地点。最好每次都给宝宝同样的睡眠环境，并尽量减少睡眠环境的改变。

（3）何时需要就医：影响宝宝睡眠的因素很多，如睡眠习惯、身体因素、疾病影响、环境因素等。如进行以上尝试后，还是不能改善孩子的睡眠，建议及时至医院就诊。

（陈　艳，季忆婷）

7. 如何应对频繁夜醒和夜间恐惧

宝宝6月龄时在生理上就可以一觉睡到天亮，不需要夜间哺喂。但很多宝宝还是会有频繁夜醒或夜间恐惧的问题。

（1）频繁夜醒：问题主要不在于宝宝晚上醒来，而是在于无法重新入睡。宝宝没有这种能力就会喊叫、哭闹唤醒父母帮助自己重新入睡，这通常都是不恰当的睡眠启动依赖造成的。很多父母会采用抱睡、奶睡等方式帮助宝宝入睡，宝宝依赖父母的帮助入睡，导致其晚上醒来后继续寻求这种来自父母的帮助。

可以试试以下方法：

1）保证充足的睡眠，因为白天过于疲劳更加容易夜醒。

2）使用安抚巾、安抚玩偶等，尝试让宝宝依靠一些自己喜欢的东西入睡。

3）建立稳定的入睡前常规，包括平缓、舒适的活动，避免剧烈活动，熄灯前的活动应该在卧室里进行。宝宝满6个月后不应该把喂奶作为入睡前的常规。

4）入睡前后卧室内环境保持不变。

5）宝宝困乏但尚未睡着前把他放到床上，鼓励宝宝学会自己睡觉。

（2）夜间恐惧：很多宝宝会有夜间恐惧，主要是因为孩子的认知能力发展到一定程度，懂得了他们可能会受到伤害的概念，在不同年龄阶段恐惧的内容不同。

可以试试以下方法：

1）聆听并且理解孩子，只是听，不作解释和嘲笑，安慰孩子同时又不能强化他的恐惧。

2）孩子因为恐惧呼喊你时，家长应该回到他的床边，反复地说“你现在是安全的，妈妈就在身边。”

3）利用想象力、创造力帮助孩子克服恐惧，通过游戏方式来帮助孩子。

4）避免看令人恐惧的电视或者讲可怕的故事。

5）安慰孩子的同时也要对他的行为作限定，防止孩子表现出来的各种恐惧行为进一步强化。一起检查衣柜、点一盏小夜灯是可以的，但不要通过和孩子一起入睡来解决问题，这样是无法克服恐惧的。让孩子待在自己的床上，逐步了解他是安全的，这样才真正解决恐惧。

（3）何时需要就医：除了心理发育外，睡眠问题也有可能是器质性病变。尤其是小年龄段的孩子原因很多，所以当有持续的睡眠问题时建议及时就医。

（陈 艳，季忆婷）

8. 宝宝多大适合如厕练习

学会自己上厕所是宝宝成长路上关键的一步。“如厕”对于我们大人来说当然简单，但对于不到 3 岁的小朋友来说可是个“复杂”的过程，那宝宝多大适合如厕训练呢？

（1）什么时候能进行训练如厕：婴儿有与生俱来地知道自己要排泄的能力，他会通过不同的肢体语言或者其他信号来表示他的排泄需求，如果家人能够从婴儿的这些信号中了解孩子的排泄要求，并作出恰当的反应，家人与婴儿之间的恰当的沟通，有助于帮助宝宝建立良好的排便习惯。采取恰当的方式，孩子在接近 18 月龄就可以学习自己上厕所，不会产生什么危险。如果孩子学不会或者弄脏了家里的卫生间，千万不要强迫他训练，一般在 2 岁左右才开始训练的孩子只需要 1 年时间就可以独立如厕了。

（2）进行如厕训练的条件：孩子在满足以下的八大条件时，说明孩子准备好了如厕训练：

1）尿布基本可以保持 2 小时干燥，或者午睡醒来尿布还是干的。

2）当尿布脏了之后，孩子会有不舒服的表现，想要换尿布。

3）对坐便器产生兴趣。

4）大便时间逐渐变得规律。

5）主动要求穿内裤。

6）孩子可以按照简单指令做事。

7）会用表情、姿势或者简单语言表达自己大小便的需求。

8）孩子可以自己或者在帮助下穿脱简单的单裤。

从以上的条件来看，训练孩子上厕所需要孩子的运动、认知和行为能力都达到一定的水平才可以。

（3）具体训练步骤

1）卫生间中准备儿童专用马桶：选择安全、舒适、易清洁的类型，购买时也可让宝宝参与其中。

2）建立上厕所的概念与兴趣：除了相应的绘本阅读，以及一些模拟游戏外，言传身教也不失为一种好方法，在家中同性别成年人上厕所时带上孩子。另外，当宝宝出现要上厕所的迹象，提醒他是不是要“上厕所”，让他大脑建立“想上厕所——找厕所——找马桶”的联系。

3）最初几周，哪怕拉在尿布上，仍可以让宝宝尝试坐在小马桶上方便，并将尿布上的排泄物扔进他身下的马桶里，这样就能让孩子领会这把“椅子”的真正用途。如果宝宝不愿意，则不必强迫，要慢慢来。

4）当宝宝心甘情愿地坐在小马桶上之后，家长可以取下尿布试着让他坐在坐便器上方便。向他示范如何将双脚牢牢地固定在地上，因为这在孩子大便的时候非常重要。

5）当孩子渐渐习惯小马桶后，白天就可以将尿布逐渐换成训练裤或者小内裤啦。

6）如厕卫生的养成：学会“擦屁股”“便前便后洗手”“穿脱裤子”等技能。

（4）何时需要就医：家长应该注意，如果孩子年满 5 岁，且如厕训练的时间超过一年，仍经常出现午睡或夜间尿床的情况，则需要去寻找医生的帮助。

（陈 艳，季忆婷）

9. 如何应对宝宝尿床问题

尿床，又称遗尿或夜尿症，是许多孩子在成长过程中都会遇到的问题。当孩子在床上睡着的时候，他们可能会不自觉地排尿，导致床单和被子湿透。这对于家长和孩子来说都是一个尴尬和困扰的问题。

（1）什么是遗尿症：遗尿症分为原发性遗尿和继发性遗尿两大类。

原发性遗尿是指儿童从来没有控制好尿床现象，从小到大一直尿床。占大多数，为遗尿的 75%~80%。

继发性遗尿是指 5 周岁以前曾有一段时间已不尿床（至少 6 个月），5 岁以后又再次出现尿床的现象。

（2）分类及病因：从时间上分，将遗尿分为夜间遗尿、日间遗尿和混合型遗尿。夜间遗尿最常见，约占 80%。遗尿症的病因通常包括：遗传因素、睡眠问题、婴幼儿期排尿训练不良、应激因素、心理问题。

（3）在家如何处理：首先，家长调整心态，遗尿症是儿童期常见的问题，并不是儿童的过错，家长不应就此对其进行责罚；其次，帮助孩子找原因：父母应充分了解孩子的遗尿病史，帮助医生分析可能造成孩子遗尿的原因，给予相应的纠正。

处理方式：

1）调整生活方式：避免不良的环境刺激所造成的遗尿，勤换被褥，保持清洁卫生的环境。

2）调整作息习惯：应调整家庭规律作息时间，鼓励孩子上午正常饮水甚至多喝水，避免食用含茶碱、咖啡因的食物或饮料。晚餐宜早，且宜清淡，少盐少油，饭后不宜剧烈活动或过度兴奋。

3）调整睡眠习惯：尽早睡眠，睡前 2~3 小时应不再进食。

4）养成良好的排尿、排便习惯：应从小建立良好的作息制度和卫生习惯，并培养孩子生活自理能力，养成日间规律排尿习惯（每日 4~7 次）。

5）除此以外还有膀胱功能训练、记录排尿日记、正确处理心理行为因素，临床医师会根据儿童遗尿症的具体类型选择适合患儿的治疗方案，如去氨加压素和遗尿报警器治疗等。

（4）何时需要就医

1）孩子的年龄达到 5 周岁。

2）仍有不自主或有意地尿床或尿裤子，在不到 7 岁的孩子每月至少两次，7 岁以上每月至少一次。

3）这种情况持续至少 3 个月。

（陈 艳，张郦君）

10. 宝宝洗澡需要注意什么

提到给宝宝洗澡很多新手妈妈很苦恼，宝宝洗澡需要注意什么，究竟宝宝洗澡多大开始洗、什么时间洗、怎么洗更合适呢？

（1）多大开始给宝宝洗澡比较好：新生儿出生后第二天就可以洗澡，之后隔日 1 次。如果每次换尿布都彻底清洗尿布区，1 岁以内每周 3 次（夏天可以每日 1~2 次）。

（2）洗澡时有什么注意事项呢：洗澡时保持室温在 24~26℃（夏天在 26~28℃），门窗关好，水温保持在 38~40℃，孩子在浴盆里很舒服说明水温合适，烦躁或哭闹要检查水温是否过高或过低。

推荐清水沐浴，沐浴露每周最多用 1~2 次。把尿布区留在最后清洗。特别注意清洗腋下、耳后、颈部等褶皱区，女婴还应注意清洗生殖器附近。

并且胎脂对新生儿皮肤有保护作用，不宜强行去除，尤其早产儿的胎脂不宜过早去除，会让皮肤变得干燥。

新生儿洗澡时注意检查脐带，脐带脱落前可以减少洗澡次数，洗澡后及时消毒并且注意消毒到脐带根部。脐带脱落后，可尝试盆浴，首次盆浴时要格外小心，动作轻柔，速度要快。一开始可能有些抗拒，如表现出强烈的抗拒可改成擦浴，1~2 周后重新尝试盆浴。

盆浴时一只手托住婴儿的头，另一只手将婴儿的脚先放入水里。言语鼓励孩子，同时轻轻地将身体其他部分放入水里。为了保证安全，婴儿头面颈部及胸部的一半保持在水面之上，因此，需要频繁将温水泼在他身上为他保暖。然后用柔软的毛巾开始从上到下地将身体其他部位洗干净。结束后迅速用浴巾包裹住并擦干，涂抹身体乳同时可以做抚触。

（3）什么时间洗最好：一般建议晚饭前半小时，冬天也可以选择午饭后(下午一两点钟)洗澡，如果晚上洗澡尽量在睡前 2 小时或之前，洗澡会让孩子消耗体力，提高进食欲望，也可以节省晚上时间，有利于培养早睡早起的好习惯。

（4）一次洗澡洗多久最好：新生儿擦洗尽量快，不要泡在水里时间太长，即使喜欢也要迅速洗完。洗澡时间每次控制在 15 分钟之内。

（陈 艳，沈 玲）

11. 如何做好宝宝的皮肤护理

婴幼儿身体各器官功能发育均尚未成熟，对外界环境变化适应性差，我们的外部保护膜——皮肤也较为敏感，因此护肤要从娃娃抓起。

（1）如何进行日常皮肤护理

1）洗澡：每天用温开水清洗头面部、颈部、腋下及其他褶皱处，洗后用软毛巾吸干身上的水分，不宜用力擦，尽量不用沐浴露等洗浴用品，水温在40℃左右，保证室内温暖不通风。每次洗澡时间不宜超过十分钟，避免使用任何含皂基的沐浴露，最好不要用泡泡浴，不可使用搓澡巾。

2）新生儿臀部护理：新生儿臀部皮肤常易出现发红、皮疹或糜烂等。保持臀部皮肤清洁和干爽是主要的预防措施。每次便后应及时换尿布并用温水从前向后洗净拭干，再涂少量护臀霜，可尽量减少尿不湿使用，尤其是夏天。

3）保湿：对于大多数宝宝来讲，只要室内的温度和湿度都在正常范围，一般不需要特殊保湿用品，但对于有湿疹或者皮肤干燥的宝宝来说，建议使用一些保湿霜，不建议使用油性剂，因为后者吸收较差。

4）指甲保养：指甲要尽量剪短磨平，以防抓伤自己，可以使用比较柔和的婴儿指甲钳或钝头脚趾甲剪、磨甲棒给宝宝修剪指甲，建议选择在刚洗好澡或睡着后进行。

5）衣物选择：建议尽量选择纯棉透气材质的，避免羊绒、羊毛、化纤材质的衣物帽子。新衣物洗后再用，用过的旧衣物经洗净、消毒后，只要柔软、舒适就可以穿。衣服要容易穿脱，上下衣不要有扣子和较长的带子，裤腰不要用过紧的松紧带，也不要把腰带提得过高，影响胸廓的发育。袜子也应宽松柔软，特别是袜口不应该过紧以免影响足踝部血运。

同时，也需要注意洗涤剂的残留影响，请选择没有香味、不含皂基的洗涤剂。

（2）何时需要就医：如皮肤出现明显湿疹样表现或过敏症状，伴有发热或感染症状（如皮肤起水泡、扩散性红斑、黄色痂皮、疼痛、液体渗出等），一定及时带至医院就诊。

（陈 艳，季忆婷）

12. 如何做好宝宝的口腔护理

口腔健康，尤其是一口整齐漂亮的牙齿，对宝宝的消化吸收及生长发育均有重要作用，还会影响今后的面容美观和自尊自信养成，爸爸妈妈自然对于口腔护理十分上心。

（1）何时开始进行口腔护理：宝宝刚出生时我们就要注意定期清洁，可用柔软的纱布轻柔擦拭口腔，从宝宝开始长出第一颗乳牙开始就要养成刷牙的习惯，帮助其逐渐适应爸爸妈妈清洁口腔的行为，为以后自己学会刷牙打下基础。

（2）如何进行口腔护理

1）注意不要让宝宝一边喝奶一边入睡，以免奶水留在宝宝牙齿上，得不到清洁，产生龋齿。

2）注意每次哺乳或进食后都给宝宝喂点温开水，以起到冲洗口腔清洁的作用。

3）入睡前养成刷牙的习惯，在每次哺乳、进食后或每天晚上，妈妈可以用清洁的纱布缠在手指上帮助宝宝轻轻按摩牙龈、擦洗露出的乳牙。乳牙稍多一些时可以用指套型的软毛牙刷。2 岁后可以用儿童专用软毛牙刷。

4）牙膏的选择：推荐使用含氟牙膏，因为它具有防蛀的效果。3 岁前每次刷牙用米粒大小牙膏即可，3 岁后每次使用豌豆大小的牙膏刷牙。

5）每次刷牙时长不少于 2 分钟，3 岁前婴幼儿应尽量在父母帮助下完成牙齿清洁，3 岁后随着手部精细动作能力的提高，可鼓励孩子自己刷牙，爸爸妈妈做好监督作用。

（3）合理预防口腔疾病

1）牙齿涂氟及窝沟封闭是能帮助孩子预防龋齿的好方法。一般建议 2

岁之后，每隔 3~6 个月定期涂氟。具体情况可听从医生指导。

2）鼓励多吃五谷杂粮、瓜果蔬菜，减少含糖食品及碳酸饮料的摄入。

3）体育活动时穿着舒适且适宜的运动衣物及鞋袜，防止摔倒造成牙齿意外受伤。

（4）何时需要就医：《中国居民口腔健康指南》建议，婴幼儿应在第一颗乳牙萌出后 6 月内，由家长带至医院检查牙齿，后期也要根据医生的建议定期随访检查，及早发现龋齿等口腔疾病问题，当然，如牙齿上已有刷不干净的黄色或白色斑点，也需尽快去看口腔科医生。

（陈 艳，季忆婷）

13. 如何为宝宝选择合适的衣物

家长往往会不知道该怎么给宝宝穿衣，穿少了怕冻着，穿多了怕出汗后更容易生病。

（1）到底给宝宝穿多少衣服合适呢：一个很实用的参考方法就是：

1 岁以内的婴儿，同等温度下，应比成人觉得舒适的衣物厚度多一层。

1 岁以上的孩子，无论何种气温条件下，应该以健康成人（父母）感觉舒适的穿衣量为上限，最多和孩子的父母亲一样。

在宝宝运动能力增强或环境温度较高时，应该比健康成人少半件，也就是如果你穿一件毛衣加一件马甲，宝宝就穿厚度差不多的毛衣就可以了。

早产儿或是患病或者体质差的儿童可根据实际情况酌情增加衣物。

（2）怎样判断孩子穿多了还是穿少了：不是摸手脚，这是因为孩子的四肢循环较差，要摸孩子颈背部：判断孩子穿多穿少，摸摸宝宝脖子和背部的交界部位的皮肤，如果这个部位温热，面色正常，适当运动不出汗，说明穿着适宜；如果那里感觉略湿，就表明保暖过度，应适当减少衣物。

（3）穿多了会有什么危害：民间有句俗语："想要小儿安，三分饥与寒"。

1）对于婴儿来说，穿得太多，会影响这些运动能力的锻炼；对于大一些的孩子来说，穿得过多，束缚了行动，减少了活动量，有可能导致肥胖等问题。

2）穿太多会剥夺了孩子接受耐寒训练的机会，降低了身体对气温变化的适应能力，反倒会使机体调节能力变差，抗病能力变弱。都说孩子是"小暖炉"，是因为孩子新陈代谢速度快；而且，孩子天性好动，本身活动量比成人大，如果穿太多，捂出汗，冷风一吹，反而易感冒；当孩子感冒时，父母们担心再受凉，常常使劲添衣，孩子会非常难受，发热时捂热甚至可能诱发高热惊厥。

3）穿得过多，最严重的后果就是"捂热综合征"，又称"蒙被综合征"，常见于 1 岁以内的婴儿，是由于过度保暖、捂闷过久引起婴儿缺氧、高热、大汗、脱水、抽搐昏迷，甚至呼吸、循环衰竭的一种急症。所以，切忌把婴儿包盖得过紧、过严、过厚或给婴儿蒙住头睡眠，一旦出现"捂热综合征"，应迅速送往医院救治。

（4）宝宝所在的环境应该是怎样：在冬天，睡觉时，室内温度为 20~23℃最为适宜；被窝温度在 32~34℃时最容易入睡；别盖厚被子，别穿厚衣服睡觉，会妨碍皮肤的正常呼吸和汗液的蒸发；室内相对湿度在 40%~60% 之间为宜。

为了增强宝宝的体质，爸爸妈妈在进入秋冬季节之前进行一些冷刺激锻炼，可以在家给孩子用冷水洗脸、洗手脚等，都有助于锻炼孩子的体质。

（陈　艳，巫　瑛）

14. 如何为宝宝选择合适的鞋

宝宝的小脚丫是非常娇嫩的，选择合适的鞋子对于他们的成长和健康至关重要。不合适的鞋子可能会导致宝宝走路姿势不正确，影响骨骼发育，甚至引发足部疾病。因此，作为家长，我们需要学会如何为宝宝挑选一双既舒适又健康的鞋子。

（1）大小合适，稍大即可：儿童生长速度比较快，很多家长为避免频繁地挑选、购买鞋，可能会倾向于购买尺码偏大的鞋。其实这样的做法非常不好，鞋偏大，孩子的脚得不到良好的固定，不仅容易引起足内翻或足外翻畸形发育，还会影响以后走路的正确姿势。且孩子穿偏大的鞋，更容易摔倒。一定要大小适中，略大为宜。

如何测量孩子的脚长度？最简单的操作方法：孩子站在一张白纸上，不移动的情况下，量最长脚趾到脚后跟的垂直距离。一般选择鞋内径比脚大1.3厘米，也就是孩子穿上鞋后，脚后跟处可容下一般女性的一根手指的宽度，这样穿上鞋后，能比较合脚。

（2）鞋底软硬适度：有些父母认为童鞋应越软越好，但这种想法未必正确。孩子的骨骼、关节、韧带正处于发育时期，平衡能力不强，鞋底太软，脚得不到相应的支撑，很容易引起踝关节及韧带的损伤，还可能养成不良的走路姿势。反之，鞋底太硬，不利于足底的弯折。因此给孩子选鞋时，要选择软硬度适中的鞋，尤其是鞋的后部和头部要硬挺，帮助抵抗硬物对孩子脚趾的冲撞，同时减少脚在鞋内的活动空间。不过，脚背处的鞋面还是要柔软些，以利于脚部的弯折。

选鞋小妙招：将鞋拿在手里将鞋弯折，在鞋的前三分之一处弯曲的就是鞋底软硬适合的鞋，因为这个位置弯曲正好是在脚掌处。

（3）足弓的形成不是靠鞋：鞋的舒适感除了来自合适的软硬度外，还取决于鞋底的平整性，许多童鞋在脚心部有一块凸起的软垫，这样的设计似乎是为了帮助孩子预防扁平足，但其实容易伤害孩子的足弓。这种鞋对于孩子来说，缩小了足弓的伸展空间，使正处于发育期的足弓肌肉得不到必要的锻炼，长此以往可能会令孩子变成扁平足。

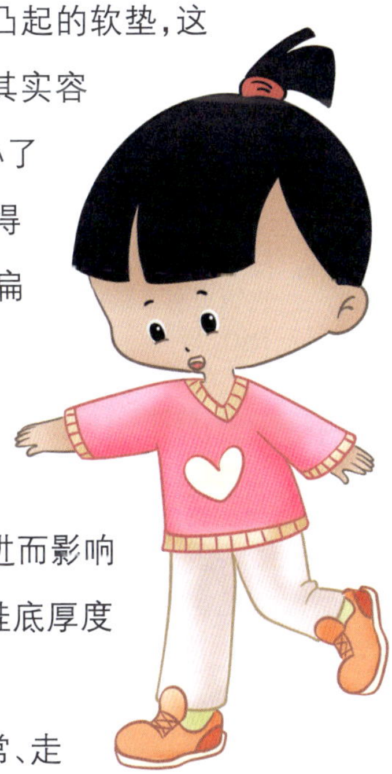

（4）鞋底厚，未必都是减震：在行走时，鞋随着脚部的运动需不断地弯曲，鞋底越厚，弯曲就越费力，厚底鞋更容易引起脚的疲劳，并进而影响到膝关节及腰部的健康。因此，孩子鞋适宜的鞋底厚度应为5~10毫米。

（5）何时需要就医：若发现孩子的脚型异常、走路姿势异常、走路易摔跤等，请及时带孩子就医。

（陈 艳，张小林）

15. 如何创造安全的居家环境

全世界每年有100多万14岁以下的儿童死于意外伤害，在中国，意外伤害占儿童死亡原因总数的26.1%。世界卫生组织的资料表明，意外伤害已成为绝大多数国家和地区儿童（尤其是1岁以上儿童）死亡和伤残的主要原因。如何创造安全的居家环境，可以从以下几点做参考。

（1）厨房（表 2-4）

表 2-4 厨房安全隐患大排查

危险地带及物品	可能的意外伤害	防护措施
尖锐物品（如：刀、叉、筷子）	刺伤、切割伤	放在孩子绝对够不到的地方，或者放在带锁的抽屉里
尖锐切割电器（如：搅拌机、榨汁机）		
洗涤剂、酸碱溶液	误食、中毒	
打火机、火柴	烧伤、烫伤	
热水瓶、烧水壶	烫伤	放在孩子够不到的地方，不放在地上烧水
带把手的锅	砸伤、烫伤	不用时，锅把手转到后面
电器（如：微波炉、烤箱、电饭煲）电线	砸伤、烫伤	不用时，把电源切掉，电线收拾好放在孩子够不到的地方
煤气瓶、煤气灶	煤气中毒、爆炸	不用时关闭，拧紧阀门，确保孩子拧不开
小型冰箱磁铁贴	误吞、肠穿孔	用纸质的冰箱贴替代磁铁贴

小贴士 许多专家建议，不应允许小孩子进入厨房，但是这个建议执行起来相当困难，因为家长每天都会花费大量的时间在厨房里。平时不要让孩子拿着筷子、叉子玩耍，一旦跑动时跌倒那是相当危险的。如果孩子对父母在厨房里的行为有浓厚的兴趣，那么不妨把他放在一个高脚椅上，扣好安全带，让他可以清楚地观察到你。另外，可以将不易打碎的塑料餐具、容器放在一个孩子能打开的抽屉或橱柜里，供孩子进厨房后探索玩耍。

（2）卫生间（表 2-5）

表 2-5　卫生间安全隐患大排查

危险地带及物品	可能的意外伤害	防护措施
马桶	砸伤、误摔进马桶、溺水	选择有缓冲功能的马桶盖，以免孩子拉下马桶盖时砸伤手指，平时将马桶盖合上，或使用安全锁锁上
尖锐物品（如：剃须刀、刮眉刀、指甲剪）	刺伤、割伤	放在带锁的抽屉里
电器（电吹风、卷发棒）	烫伤、触电	不用时，拔掉电源，放在孩子够不到的柜子里
化妆品、护肤品、洗涤用品	误食、中毒	定要放在带盖子的容器里，且最好是孩子不易打开的盖子，放在孩子够不到的台面或柜子里
浴缸	滑倒摔伤	在浴缸底部放上一张防滑垫
热水龙头	烫伤	如有热水龙头，高水温设置不要超过49℃

小贴士　对孩子来说，卫生间和厨房相对是安全隐患最多的地方，家长平时最好将这两个地方的门关上。如果进入，一定要有大人陪同。平时保持卫生间地面干燥，不要留有大滩水渍，以免孩子滑倒摔伤。此外，务必确保门上的锁都可以从外面打开以防孩子将自己反锁在卫生间内。

（3）所有房间（表 2-6）

表 2-6 所有房间安全隐患大排查

危险地带及物品	可能的意外伤害	防护措施
带尖角或硬边的家具	摔伤	将家具移到不妨碍走路的地方，孩子会走以后，用防撞条将带尖角或硬边的家具包起来
房门	手指夹伤	如房门不关上，就用门吸吸住，让房门完全敞开并固定；门缝处可以用防夹手的保护条贴起来
电源插座	触电	尽量用家具挡住插座，给所有暴露在外的插座都装上安全塞
电线		把电线藏在孩子看不见、够不到的地方
室内植物	中毒、刺伤、砸伤	确保家中的室内植物是无毒性的；不要种植或摆放带刺的植物，如：仙人掌；不要将小型盆栽放在孩子能够到的地方
大件家具（如液晶电视机、落地灯、镂空书架）	砸伤	经常检查这些物件的稳定性，把容易摇动的物件放在靠墙的位置
电风扇	割伤	可以选择无叶风扇，也可以购买风扇防护网将有叶风扇包起来
拉窗帘的绳子	勒伤	把绳子缠在墙的固定支架上，或缠好后打结挂在孩子够不到的高度
窗户	坠落伤	不要在窗户边上放椅子、矮小的桌子，避免孩子爬上去开窗户；也可以安装窗锁或防护栏
垃圾桶	误食垃圾、中毒	选择有盖子的垃圾桶，并把垃圾桶放在孩子碰不到的地方，不要把废旧电池、别针、纽扣、小螺丝等物件随意扔进空的垃圾桶
药品	误食、中毒	把药物收纳在带锁的抽屉里，药物要有完整包装或装在瓶子里，不要把零散的药丸放在纸袋子里
小件婴儿玩具	误吸、误食	给越小的孩子选择相对越大的玩具；尽量选择不含小零件的玩具，不要买含有小磁铁的玩具；婴儿玩具用专门的收纳盒整理，不要放在婴儿床上

小贴士　针对家中的危险区域(如窗户、门缝、插座、放危险物品的抽屉等),可以提前准备防护小物件,如儿童安全锁、防护栏、防撞条、门缝防夹手封条、插座安全塞等。

如果孩子不小心发生以上的意外伤害事件,请及时带孩子去医院就医。

(陈　艳,张小林)

16. 宝宝偏头、歪头怎么办

(1)宝宝偏头、歪头的原因较多,主要有以下两个原因:

1)仰卧睡姿:因为在生后的头几个月内宝宝颅骨相对偏软,而且这个阶段宝宝头控能力差,宝宝仰卧放床上头常会偏向一侧,这样就会长期压迫一侧颅骨,出现偏头。随着宝宝头控能力加强,大多数宝宝能够在2岁以内自行恢复。

2)先天性肌性斜颈:先天性肌性斜颈是由于先天性的单侧胸锁乳突肌挛缩,导致头部运动范围减少,并且向特定方向倾斜,从而导致一侧颅骨长期受压变形,出现偏头、歪头。

(2)如何纠正宝宝睡姿引起偏头、歪头

1)睡姿调整:无论在睡觉还是清醒状态,都要多调整睡姿,让宝宝后脑勺均匀受力;可以隔几天让头脚对换方向睡觉,这样可使左右头颅骨受力均匀;玩耍时,经常将玩具放至习惯偏头的另一侧,促使多向另一侧转头。

2)多让宝宝练习趴姿:对于喜爱仰睡的宝宝,在清醒时适当增加俯趴时间,俯趴可以锻炼背部肌肉,增强颈部力量,有效纠正宝宝偏头、歪头现象。

可先从俯趴 1~2 分钟开始，然后逐渐增加时间，最后达到每天俯趴 30 分钟；也可以尝试将宝宝放于平躺的照顾者胸前进行训练。

（3）如何纠正肌性斜颈引起的宝宝偏头、歪头：有中医疗法、手法牵拉、局部药物注射、矫正支具和使用治疗仪器、家庭康复等，以下是一些家庭适合纠正的方式：

1）进行颈肌锻炼：在训练前，家长要明确孩子的单侧斜颈包块位置，其疾病特点会导致头部和脖子偏向患侧，而下巴偏向健侧，居家手法干预就是为了纠正这种疾病状态下的习惯偏头，引导其向非习惯侧偏转（头部及脖子转向健侧、下巴转向患侧），因此家长可以作以下尝试：

一只手放在胸口，另一只手轻柔地将宝宝的下巴转向非习惯侧并让下巴碰到肩膀，维持 10 秒。

将宝宝抱坐在你的大腿上，让宝宝和你面对面，然后将他的身体做 90 度旋转，使其头转向非习惯偏侧，维持 10 秒。每次锻炼需重复动作 3 次以上。

2）体位矫正锻炼：在抱姿、睡姿、喂奶姿势时保持矫正的体位，也可利用玩具、光线等诱导宝宝向非习惯侧转头，增加头部的活动度，缓解胸锁乳突肌挛缩，拉伸受损的肌肉，达到纠正目的。

（4）何时需要就医：如果通过运动或体位矫正的方法到宝宝 6 月龄时仍不能改善偏头、歪头的症状，应及时就医。医生需要进一步排除其他原因引起的斜颈（如斜视、颅缝早闭等），再制定恰当的治疗方案。

（陈 艳，季忆婷）

17. 宝宝枕秃、肋外翻怎么办

家长常常担心孩子的后脑勺一圈没有头发(枕秃)、前胸的肋骨摸着明显凸起，肋弓明显，是不是都是因为缺钙?

(1) 枕秃的原因：婴儿大部分时间都是躺在床上的，枕部跟床面接触的部位容易摩擦、出汗，就会形成这么一圈毛发脱落的现象；也有人认为这是生命最初几周头发生理性脱落现象。

(2) 肋外翻的原因：小婴儿主要是因为膈肌发育不完全肌肉力量不足，肋骨又比较软，特有的腹式呼吸方式幅度大，处于最下方的几根肋骨就常随着呼吸向外扩，形成肋骨外翻的生理现象，较瘦的宝宝会更加明显，多见于 6 月龄至 2 岁的婴幼儿。

随着孩子生长发育及直立时间增加，一般 2 周岁左右，胸式呼吸与腹式呼吸相联合，肋骨外翻的现象就会逐渐减轻消失。

另一方面，婴幼儿过早学习坐立、裤子束紧至胸口也会受影响，腹部压力较大，牵扯了肋缘外翻。

(3) 跟缺钙是否有关：家长会担心缺钙是否也会有以上两种症状呢? 首先，大家固有印象的缺钙，在医学上的名称为维生素 D 缺乏性佝偻病，的确存在多汗、枕秃、夜惊、易激惹，甚至还会出现骨骼特征性改变，如肋软骨沟、鸡胸、漏斗胸、O 形腿等临床症状，主要是因为机体缺乏维生素 D 造成钙磷代谢异常，出现全身性的慢性营养性疾病。但目前通过国内佝偻病的防治工作，维生素 D 基本都能常规补充，典型佝偻病很少见，发病率也下降许多，单纯出现某一种症状也并不能直接诊断。

(4) 何时需要就医：如果孩子同时还存在其他体征，且生长发育不达标，或者 2 岁后肋骨外翻并未减轻甚至有加重，那么需要带至医院进一步检查。

(陈　艳，季忆婷)

18. 宝宝臀纹不对称怎么办

宝宝臀纹不对称是指两侧臀部的皮肤纹路不相等，这种情况在新生儿中比较常见。大多数情况下，宝宝臀纹不对称是正常的生理现象，不需要过于担心。但如果宝宝的臀纹不对称比较明显，或者伴随其他症状出现，就需要及时进行处理。

（1）臀纹不对称的原因

1）生长发育不平衡：这是导致宝宝臀纹不对称的最常见原因。由于胎儿在子宫内的姿势不同，出生后会导致双侧臀部肌肉发育不均衡。

2）姿势不良：如果宝宝长时间保持同一姿势，例如长时间坐着或躺着，也会导致臀部肌肉发育不均衡。

3）其他因素：一些疾病或畸形也可能导致宝宝臀纹不对称，例如先天性髋关节脱位、脊柱裂等。

（2）臀纹不对称常见原因之一髋关节发育不良的检查：臀纹不对称是发育性髋关节发育不良最常见的阳性体征，那么发育性髋关节发育不良到底是什么呢?

发育性髋关节发育不良包括髋关节脱位、半脱位和髋臼发育不良，是导致成人早期髋关节骨关节炎的主要原因之一。早期发现婴儿髋关节发育不良，对避免成人时期发生骨关节炎十分重要。

除了皮纹不对称，如果出现以下体征也需要引起重视：

1）外展试验阳性。

2）Allis 征阳性。

3）下肢不等长。

4）跛行、鸭子步态。

（3）如果确诊是髋关节脱位，该如何治疗：早发现、早诊断对发育性髋关节发育不良的治疗及预后至关重要。

发育性髋关节脱位的诊疗，贵在“早”字。因此，婴幼儿的定期体检中，做相关筛查是有必要的。对于实际年龄小于6月龄的幼儿，髋关节B超能较准确评估髋关节发育，大于6月龄的小朋友，需要拍摄X片。当发现宝宝有臀纹不对称、髋关节弹响、双下肢不一样长、髋关节活动受限等表现时，需及时到专科就诊，排除髋关节脱位的可能。如果确实诊断是发育性髋关节脱位，低年龄段的孩子，通过支具佩戴、石膏固定等方法就能达到很好的治疗效果，超过最佳治疗时间的患儿，治疗难度相对增加，可能需要接受较复杂手术可能。因此，建议家长早就医，早筛查，早治疗，早康复。

（陈　艳，张郦君）

19. 宝宝走路“内八字”怎么办

在儿童骨科、保健科门诊每天会接诊很多走路“内八字”的小朋友。在孩子刚刚学会走路时，年轻的父母很关注小孩走路的姿势，对于走路“内八字”的孩子家长也担心今后会持续加重，因此有较多困惑。

（1）什么是“内八字”步态：“内八字”是走路时两脚尖朝里，医学上称为足内旋步态，是儿童时期较常见的现象。

（2）导致内八字的原因

1）脚本身的原因：正常情况，孩子的脚虽然不是笔直的，会有一定的弧度曲线，但外观看起来很匀称、流线形，不会局部突然有凸凹形状。如出现脚的前半部分朝里凹，外侧缘明显凸起，称为跖骨内收，是婴幼儿期足尖内指常见的原因，这种情况出生后即表现为足部外观的异常，可早期发现。

2）小腿的原因：多在刚会走路的时候被发现，在 2~4 岁时最明显。出生后的一段时间双腿呈 O 形，刚开始走路时 O 形腿仍较明显，在 1.5~2 岁慢慢改善，2~4 岁表现为 X 形腿。部分儿童伴有小腿旋转畸形时会出现明显的足尖内指，导致内八字步态。让小朋友平躺，膝盖朝上，可以观察到两足尖是朝里的，而不是朝上的。

3）大腿的原因：大腿的旋转同样会引起行走时步态的变化，多见于 3~5 岁儿童。正常的大腿骨与胯骨相连，为了髋关节的活动灵活，大腿骨有一定的角度。出生时较大，随生长发育逐渐降低至 10 度 ~15 度。角度偏大会引起下肢明显的向内旋转，出现"内八字"，在奔跑时更明显，并且他们更喜欢 W 形坐姿。

（3）何时需要就医：可喜的是对于以上原因的"内八字"，大部分小朋友不需要特殊治疗，随着长大，会慢慢好转，但需要 1~2 年时间。建议家长每 3~6 个月复查一次，观察变化情况。如同时伴随一些全身因素如佝偻病、神经系统疾病如脑瘫等需要进一步检查，结合病因进行治疗。足部畸形明显的一般采用轻柔手法牵拉，效果不明显时采用石膏矫正；对于大腿、小腿旋转畸形只有严重影响下肢功能或外观时才需要考虑手术矫正。

（陈 艳，季忆婷）

20. 孩子"包茎"怎么办

门诊上常遇到家长咨询包皮的问题，分不清包茎还是包皮过长，也不知道到底什么情况需要处理。其实，96% 的新生儿存在生理性包茎，大部分也可随着年龄自愈，关键需要我们了解何时需要处理。

（1）什么是包茎：包茎是指包皮外口过小，或包皮与阴茎龟头黏连，导致包皮不能向外上翻至冠状沟，露出完整的阴茎龟头。

需要与包皮过长相区别，包皮过长是指阴茎在疲软或勃起状态下，阴茎龟头均被包皮覆盖，无法完全外露，但可以用手翻开包皮，并自由上翻至冠状沟以上。

正常情况下，婴幼儿的包皮和阴茎龟头有生理性自然黏连，阴茎龟头难以露出。生理性包茎不会让孩子有排尿疼痛，排尿也是顺畅的，随着年龄的增长，包皮口会逐渐变大，包皮也逐步与阴茎龟头分离。因此，婴幼儿的包茎是很常见且正常的现象，一般 3~6 岁以后可自愈。

但如果 6 岁以后还处于完全性包茎状态，包茎就可能会限制阴茎的发育，且容易藏纳包皮垢，引起炎症、疼痛、出血、排尿困难，甚至尿路感染、包皮纤维化，所以建议青春期前的包茎予以积极治疗。

（2）出现包茎该怎么办

1）3 岁前如无明显症状，还是随访观察为主。

2）清洗时要教会男孩子尽量上翻包皮，但不要强行翻开，由于一些部位的包皮内衬还未与龟头分离，强行上翻可能造成撕脱样的损伤，增加感染的风险。

（3）何时需要就医：如孩子出现排尿困难或排尿时包皮口处出现鼓包、包皮感染、反复尿路感染、包皮口狭窄出现明显狭窄环、6 岁后包皮仍不能上翻显露龟头，则建议尽早至医院就诊。

（陈 艳，季忆婷）

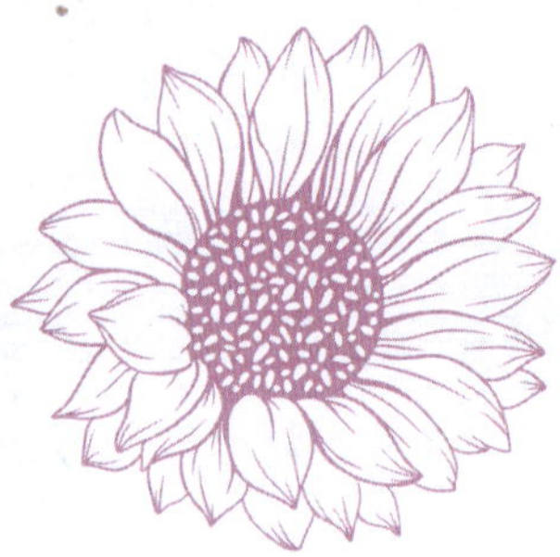

第三章

早期发展与能力培养

1. 0~6 月龄的宝宝有哪些活动推荐

婴儿的前六个月是迅速成长和学习的关键时期。适当的刺激和活动对他们的神经系统发展至关重要，那么0~6月龄的宝宝可以有哪些玩耍和活动推荐呢？

（1）0~3 月龄宝宝适合的玩耍和活动方式：对于0~3月龄的宝宝来说，他们主要在学习如何控制自己的身体，并开始意识到周围的世界。

1）培养大运动能力

俯卧时抬头：在宝宝清醒时，让他俯卧并鼓励他抬起头部，这是大运动的基础。

轻柔的摇篮运动：轻轻摇晃宝宝，可以帮助他们感受到身体的移动。

婴儿被动操：可参照婴儿健身操的动作轻轻帮助宝宝做运动。

2）培养精细动作、互动能力

寻物：将颜色鲜艳的玩具挂在婴儿床上方，用手摆动，引导宝宝看玩具。

触摸和抚摸：让宝宝接触不同质地的物品，如软布或安全的玩具，以刺激触觉。

抓握、够取：移动玩具，激发宝宝的兴趣，诱导宝宝去抓握、够取、拍打或踢打玩具。

看图：给宝宝看各种各样的图，每次时间不需要很久，最好距离宝宝眼睛 20~30 厘米。

照镜子：在小床边挂一个安全不碎的镜子，让宝宝通过镜子观察自己。

（2）4~6 月龄宝宝适合的玩耍和活动方式：到了这个阶段，宝宝的运动技能会有显著的提升，他们会开始尝试与环境更积极的互动。

1）培养大运动能力

俯卧位抬头：继续抬头练习，鼓励宝宝抬头至接近 90 度，并尝试手掌支撑在床面的姿势。

翻身：鼓励宝宝从背部翻到腹部，反之亦然，这有助于他们的身体协调和肌肉发展。

坐姿：有成人的帮助下，让宝宝尝试坐着，可以先前倾坐或者靠坐，以增强他们的核心肌肉。

2）培养精细动作、互动能力

换手：先给宝宝抓一块积木，待其抓稳后递另一块积木，让宝宝练习积木换手。

够取：把玩具放在不同的距离（经努力可以够到的地方），鼓励让宝宝去够取；或把玩具放在一个大盒子里，让宝宝伸手到盒子里去抓。

寻物：家长抱宝宝坐在桌边，看彩色的皮球从桌子一边滚到另一边，看看宝宝是否会寻找丢失的球。

躲猫猫：家长可以用一块手绢蒙住自己的脸，问宝宝“妈妈在哪儿”，当宝宝在寻找时，突然拿掉手绢露出笑脸，呼喊宝宝名字。这样的游戏可以培养宝宝愉快的情绪，也有助于想象力的发展。

（3）何时需要就医：宝宝的运动、认知能力遵循一定的发育过程，但如果宝宝 3 月龄时对家长的逗引无反应、不追视，6 月龄时不会笑出声、不会伸手抓握，应及时至医院进行专业全面的评估，早期识别和干预对于促进婴儿的健康发展至关重要。

（巫 瑛，顾丽雯）

2. 7~12 月龄的宝宝有哪些活动推荐

这个月龄的宝宝慢慢长大，他们开始更加积极地与周围的世界互动，这个阶段又该怎样玩耍和活动呢？

（1）7~9 月龄宝宝适合的玩耍和活动方式

1）培养大运动能力

独坐：可以在宝宝背后放置枕头以提供支撑。

爬行：鼓励宝宝在安全的环境中尝试爬行，可以通过将玩具放在他们前面的稍远处来激励他们移动。

2）培养精细动作、互动能力

抓握和传递：提供轻巧的玩具，让宝宝练习从一只手传递到另一只手。

敲打：大人手拿 2 块积木做敲击动作，再给宝宝 2 块积木，让宝宝跟着学。

捡小丸：鼓励宝宝抓起桌上黄豆大小的小丸。

（2）10~12 月龄宝宝适合的玩耍和活动方式

1）培养大运动能力

扶站、扶蹲：将玩具放在宝宝不远处，让宝宝扶着围栏或墙壁去取。让婴儿在围栏里玩耍，把玩具放在地上，鼓励宝宝扶栏蹲下捡玩具。

独站：宝宝可能会尝试站立，甚至在家具周围走几步。

2）培养精细动作、互动能力

抓握：通过玩小型玩具，宝宝练习拇指和其他手指的对捏动作。

寻物：用布把玩具盖起来，并展示盖住的过程，让宝宝去找。

开瓶：给宝宝一个带盖子的小瓶子，示范如何开瓶盖和盖瓶盖。

扔接：可以和孩子互动，互相扔球、滚球、接球。

认物、看图书：教婴儿认识家中常用物品的名称。同时可以教宝宝指认图画。

画画：大人用蜡笔在纸上画简单的线条或圆圈，再教宝宝握笔，握住宝宝的手一起画。

照镜子：家长抱着宝宝照镜子，拿着他的小手指他的五官，说“这是鼻子”，“这是嘴巴”等。

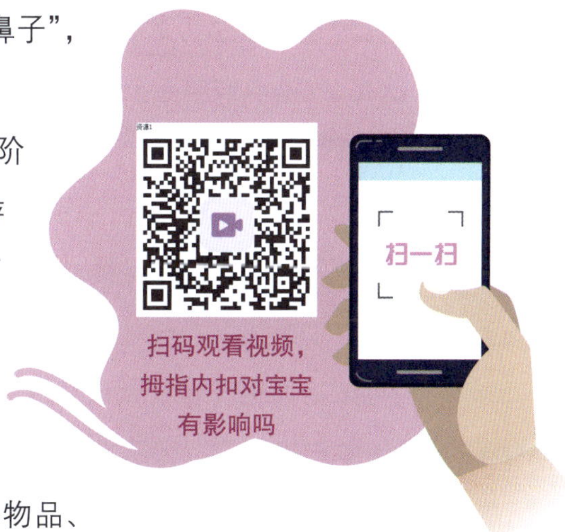
扫码观看视频，
拇指内扣对宝宝
有影响吗
扫一扫

（3）何时需要就医：在这个阶段，家长应积极参与到宝宝的游戏中，不仅是为了乐趣，更是为了宝宝的身心发展。家长需要注意，如果宝宝 8 月龄时不会双手传递玩具、不能独坐，12 月龄时不会用拇指、食指对捏小物品、不能扶物站立，需及时至医院与医生沟通，进一步评估。

（巫　瑛，顾丽雯）

3. 1~2 岁的宝宝有哪些活动推荐

1 周岁后，随着宝宝的大运动迅速发展，活动范围不断扩大，宝宝的行为表现常常给家长很多惊喜，那么，1~2 岁的宝宝可以有哪些玩耍和活动推荐呢？

（1）13~18 月龄适合的玩耍和活动方式：在这个阶段，宝宝通常开始学会独立行走，喜欢探索周围的环境。

1）培养大运动能力

推拉玩具：使用推车或推拉玩具可以帮助宝宝练习走路。

简单的球类游戏：滚球和轻轻地踢球活动可以增强宝宝的协调性。

爬行障碍：在宝宝活动的房间里设置安全的障碍物，鼓励他们爬行穿越。

上下楼：在宝宝能独立行走后，可以先拉着宝宝的手练习上楼梯。随着宝宝能力的提高，鼓励他们自己抓着栏杆上楼。

2）培养精细运动能力

堆叠玩具：提供积木或塑料杯，让宝宝尝试堆叠和拆除。

简单拼图：使用大块的拼图玩具，帮助宝宝学习匹配和解决问题。

画画：鼓励宝宝握笔用力画，让宝宝随心所欲的创作。

捡豆子：可以把面包等食物做成黄豆大小的小丸子，让宝宝捡起来放入小瓶子，再让他拿出来。可以帮助宝宝练习抓握和手眼协调。

（2）19~24 月龄适合的玩耍和活动方式：宝宝在这个阶段会更加活跃，也开始形成更复杂的运动技能和更高级的认知能力。

1）培养大运动能力

简单的跑跳活动：鼓励宝宝尝试小跑步和简单的跳跃，增强腿部力量。待双脚跳熟练后，可在地上画上宽 20 厘米左右的框框，鼓励宝宝玩跳房子游戏。

倒退走：可以给宝宝玩拖拉玩具，让他练习持续地倒退走。

球类游戏：宝宝现在可以尝试更有目标的投掷和踢球活动。

简易体操：如模仿动物行走等。

单脚站：家长可示范“金鸡独立”动作，鼓励宝宝尝试单脚站。

2）培养精细运动能力

穿珠子：大号的串珠可以帮助宝宝练习精细动作和手眼协调。

绘画和涂鸦：可教给宝宝正确的握笔姿势，模仿圆形、方形等，注意线条的流畅，动作的协调。

日常生活模仿游戏：如假装煮饭、打扫，这些活动可以帮助宝宝学习日常生活技能。

折纸：练习简单的折纸，只要能折出横、竖痕迹就好。

（3）何时需要就医：如果宝宝 18 月龄还不会按要求指人或物、不会独走，或者 24 月龄不会用勺吃饭、不会扶栏上楼梯或台阶，提示可能存在发育落后。此时应及时寻求专业评估，并根据需要提供适当的干预。

（巫　瑛，顾丽雯）

4. 3~6 岁的儿童有哪些活动建议

在孩子们的成长旅程中，3~6 岁是关键的运动发展期。这个阶段的玩耍和活动不仅关乎孩子的身体健康，还能促进认知能力和社交技能的提升。那么，怎样引导孩子们活跃起来呢?

（1）活动原则

1）基本动作技能：重点培养行走、跑步、跳跃、投掷、踢等基本技能，并根据孩子的兴趣个性化指导。

2）多样化选择

多种目标：发展基本动作技能、锻炼心肺、强化骨骼肌肉、发展平衡能力。

多种环境：室内、户外、地面、水中、冰雪环境等。

多种形式：独自游戏、亲子游戏、同伴游戏等。

多种强度：低强度、中等强度、高强度。

3）运动应目标合理、循序渐进。

4）运动时需要成人看护，以避免意外伤害。

（2）活动时间建议

1）活动总时间：每日累计至少 180 分钟，包括 60 分钟中高强度活动。

2）户外活动时间：每日至少 120 分钟户外活动，有利于视力的健康。雾霾、高温或高寒等恶劣天气可酌减户外运动时间。

3）减少久坐行为：控制视屏时间，限制久坐超过 60 分钟。

4）充足睡眠：保证 10~13 小时睡眠，睡前避免电子设备。

（3）活动类型推荐

1）日常活动：①日常生活技能（用筷子吃饭、系鞋带、穿衣服等）。②家务劳动（洗小件物品、擦桌子、扫地、整理玩具和自己的物品等）。

2）玩耍游戏：以发展基本动作技能为目标的游戏：①移动类游戏：障碍跑、跳房子、跳绳、骑脚踏车、骑滑板车等。②姿势控制类游戏：金鸡独立、过独木桥、前滚翻等。③物体控制类游戏：推小车、滚轮胎、扔沙包、放风筝、踢毽子等。④肢体精细控制类游戏：串珠子、捏橡皮泥、折纸、搭积木等。

3）以发展重要身体素质为目标的游戏：①灵敏：老鹰捉小鸡、抓人游戏、丢手绢等。②平衡：过独木桥、金鸡独立、秋千、蹦床等。③协调：攀爬（攀岩墙、攀爬架和梯子等）、小动物爬行（猩猩爬、鳄鱼爬等）等。

4）体育运动：游泳、体操、足球、篮球、跆拳道、武术、乒乓球、棒球、滑冰、滑雪等。

（4）何时需要就医：运动是孩子健康成长的基石，通过游戏和体育活动，孩子们可以在欢笑声中茁壮成长。家长需注意，若发现儿童 3 岁不会双脚并跳，4 岁不会单脚站立，5 岁不会单脚跳，6 岁不会奔跑，可能属于运动能力发育落后，需及时咨询医生。

（巫 瑛，顾丽雯）

5. 学龄儿童青少年有哪些运动建议

运动不足绝不只是“怕胖”那么简单，长期缺乏运动对儿童的心肺功能、骨骼肌肉力量、代谢水平甚至学习记忆、心理健康等多方面都会产生不良影响。那么孩子们每天到底需要多少运动量才更健康呢?

（1）运动原则

1）多样化身体活动：儿童和青少年应每天累计至少 60 分钟的中等至高强度身体活动。建议以有氧运动为主，持续时间至少连续 10 分钟。每周推荐保持 3 次以上高强度的有氧运动、3 次抗阻力运动和骨质增强型运动。

2）将运动生活化：鼓励孩子们步行上下学，参与家庭日常事务，如做家务等，以此提高日常活动量。

3）准备活动：运动前做好充分的准备活动，避免空腹运动，通常建议饭后 1 小时再进行运动，运动中和运动后注意补充水分。

（2）运动类型

1）有氧运动：如快走、跑步、游泳、足球、篮球、网球、跳绳、跳舞、武术等，可以提高人体心肺耐力，减少机体脂肪堆积。

2）抗阻力运动：如俯卧撑、仰卧起坐、引体向上、攀岩、单杠等，可以增加肌肉力量和质量，延缓运动功能丢失，增加体重，强壮骨骼和关节。

3）骨质增强运动：如伏地挺身、仰卧起坐、引体向上等，可以促进骨健康。

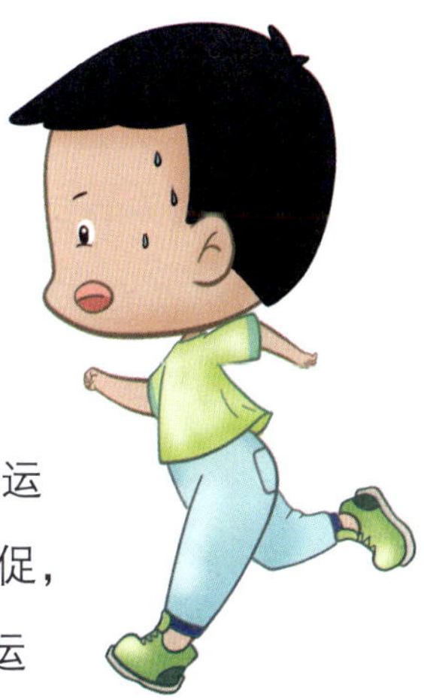

（3）运动强度：建议中等强度或者更高强度的运动。进行中等强度运动时，儿童呼吸会变得比较急促，可以说短句子，但无法流畅表达长句子；而在高强度运

动时，呼吸会急促和费力，以至于无法进行正常的语言交流。

（4）何时需要就医：近年来，儿童肥胖的发生率呈上升趋势，家长应注意监测儿童的体重增长速度，若儿童的体重增长过快，需及时至医院进行全面的健康评估，制订一个科学和合理的体重管理计划。

（巫 瑛，顾丽雯）

6. 宝宝出现异常姿势怎么办

宝宝有时会出现一些异常姿势，让新手爸妈紧张、手足无措。其中最常见的就是“打挺”这个姿势。那么，怎样判断是否属于异常以及发现异常应该怎么办呢？

（1）生理性张力增高：这种情况常见于3月龄以下的婴儿，随着神经系统的发育，3月龄后逐渐消失。部分早产儿因发育稍微落后于同月龄儿童，消失的时间可能晚于正常婴儿。

（2）病理性颈背部肌肉张力增高：常见于癫痫、破伤风、脑炎、脑瘫等疾病，其症状除了生理性张力增高的表现以外，往往还伴随有各种阳性病理反射，和其相对应的临床表现如抽搐、惊厥、乏力、嗜睡等神经系统表现。

（3）居家处理：面对宝宝颈背部生理性肌张力增高的情况，在这里推荐两种简单易实行的居家干预措施：

1）抱球姿势：操作如下：使婴儿头、颈、躯干前屈，上肢内收、内旋固定于胸前，屈髋、屈膝、臀部抬高，将婴儿紧抱在怀中同时用上臂抑制头背屈。简单来说就是：将宝宝的头部放在家长的肘关节处，保护好头颈部，将其双手交握放在胸前，两条腿交握在身体中线，双手轻轻用力，将宝宝像一个球一样团起来，维持3~5分钟。

注意事项:①进行干预时,需将婴儿的头部进行有效的保护,以防止损伤。②宝宝的头部、双手、双足应维持在身体中线上(即成一条直线)。③避免出现宝宝一手在家长腋下,一手随意摆放的现象,以免关节损伤。

2)抱坐:操作如下:家长将一只手放在婴儿的腘窝下,前臂托住婴儿臀部,另一手扶住小朋友呈抱坐位(如果小朋友头颈后仰现象比较严重,可多采用此姿势)。

注意事项:可采取让小婴儿适当仰躺一些,将部分体重释放在家长身上,以减轻对小朋友腰椎的负荷。

(4)何时需要就医:需要家长注意的是,如果宝宝出现上述病理性“打挺”,或者说3月龄后生理性“打挺”未消失,家长务必就医。

(巫 瑛,顾丽雯)

7. 0~1岁宝宝的语言该如何启蒙

语言是人类在充分的语言环境刺激的作用下特有的一种高级神经活动,它在社会交往和个性发展中扮演着重要的角色。语言发育包括前语言阶段和语言阶段。宝宝在生后会接触到各种视觉、听觉等感觉刺激,进入前语言阶段,这对其日后正常语言发展至关重要。那么,如何启蒙0~1岁宝宝的语言呢?

(1)0~1岁宝宝正常的语言发育进程:0~1岁宝宝的语言发育受生物因素和环境的影响,具有个体差异性,但也遵循一定的规律,见表3-1。

(2)0~6月龄宝宝的语言启蒙:这个阶段是学习发音的重要时期,家长应经常与宝宝面对面交谈,语速要慢,口型适当夸张。通过不断听声音和看口型,宝宝渐渐会发出“啊”“呀”之类的简单音节。此时,家长可以用同

表 3-1 语言发育进程

月龄	感受语言发育	表达语言发育
1	对声音敏感	
2	社会性微笑	
3		“咕咕”的声音
4	对声音可以定位	笑出声音
6	懂得自己名字	尖叫、咿呀学语、不同哭声
8		无意识叫“mama”“dada”
10	懂得“不”	
12	家庭成员名字 熟悉物品名称 简单词组，如“再见”、“没了” 简单需要，如“给我……”	用手势，如指物、摇头 两个字，如“妈妈”“爸爸”

样的声调模仿宝宝的发音，肯定宝宝的语言。这就是与宝宝最基础的语言交流。

（3）7~12月龄宝宝的语言启蒙：这个阶段是咿呀学语时期，宝宝能逐渐理解部分语言。家长可以教宝宝认识自己的家人、熟悉的玩具、经常接触的生活用品和自己的五官等，并帮助宝宝将实物和名称对应起来，这是一个长期积累词汇量的过程。在教词汇时，家长的语言应尽量统一、准确，并且需要及时应答、不断重复，使宝宝逐渐理解语音的含义。当宝宝说出第一个有意义的词时，意味着真正开始用语言与人交往。

（4）何时需要就医：家长可以根据自己宝宝的年龄及能力进行启蒙引导。如果发现宝宝的语言发育明显落后于同龄儿，建议至医院就诊，做专业的语言评估并听取专业的意见。

（巫 瑛，张小林）

8. 1~3 岁宝宝的语言该如何促进

平时多陪伴宝宝，以日常生活情境随机教学，是促进宝宝语言发展最方便、有效的方法，以下的家庭训练方法可供家长们参考。

（1）13~18 月龄

1）发育进程

感受性语言：会指认相应的物体或图片。

表达性语言：会说单个字词。

2）训练方法

命名物体：家长在家、出去玩或看书时，利用机会教宝宝认识各种物体的名称和简单的用途，鼓励宝宝称呼周围的人。

表达：这时宝宝常用手势或眼神表达需求，家长要多鼓励宝宝说出单词，如“拿”“要”等，反复强化。

懂语言命令：给宝宝提出简单的语言指令，如“给爸爸拿鞋”等；宝宝表示否定时，教宝宝使用否定词“不”“没有”等。

唱儿歌：家长做示范，宝宝跟着唱。

（2）18~24 月龄

1）发育进程

感受性语言：按要求指出身体部位，对简单的问题和物体的命名做出应答。

表达性语言：12~18 月龄，约 20 个词汇量；24 月龄，会说 2 个单词的组合，约 50 个词汇量。

2）训练方法

学用双字词：如“妈妈抱”“拿来”等。

懂得自我：此时可教宝宝准确说出自己的名字，包括姓名、“我”。

学会简单句：教宝宝用简单的句子来表达“妈妈上班”“爸爸喝水”等。

看书、理解简单故事：家长和宝宝一起看有简单情节的书，讲简单的故事，宝宝理解事物关系、生活常识等。

（3）2~3 岁

1）发育进程

感受性语言：听从 2~3 步指令；根据用途指出物体。

表达性语言：快速学习新单词，使用动词、形容词、代词。

2）训练方法

教儿歌：选择和生活相关的、易懂的儿歌。

用形容词：教宝宝用形容词来表达，比如“大大的气球”。

说出物体的用途：教宝宝说出物品的用途，如杯子是干什么用的等。

叙述简单事件：多创造机会让宝宝来表达之前发生过的事情。

能简单介绍自我：2 岁半后可教宝宝说自己的姓名、性别、年龄。

说较复杂的句子：如“今天我妈妈上班了”“我爸爸是个工程师”等，需要更多的交谈，给更多的表达机会。

（4）何时需要就医：幼儿时期是语言爆发的关键期，若宝宝的语言发育存在落后，建议尽早至医院进行详细检查并早期干预指导。

（巫 瑛，张小林）

9. 宝宝口齿不清怎么办

在孩子的语言发育过程当中并非都是一帆风顺的。口齿不清（专业术语中称为“构音障碍”）就是很多家长困惑和担心的常见现象。我们需要了解孩子语音清晰度的自然发育进程以及家长可以如何在家中帮助孩子提升语言清晰度。

（1）孩子语音发展进程：首先，了解孩子语音发展的正常范围至关重要。通过参考专业的发育进程图表，家长可以对孩子的语言能力有一个基本的期待。大部分孩子的语言清晰度会随着年龄的增长而逐步提高，这是一个自然而渐进的过程。

1）语音语素发展进程（表 3-2）

表 3-2　语音语素发展进程

年龄	90% 标准	75% 标准
1 岁半	d，m	d，t，m，n，h
2 岁	n	b，p，g，k，x，j，q
2 岁半	b，r，f，h，x	f
3 岁	g，k	l
3 岁半	p	
4 岁	s，j，l，r，q	s，sh，z
4 岁半	sh，zh，ch，z，c	zh，ch，z，c

2）语音的清晰度发育进程（表 3-3）

表 3-3　语音清晰度发育进程

年龄	可懂度	
6 月龄~2 岁	25%~50%	熟悉的人理解 50%，不熟悉的人理解困难
2~3 岁	50%~75%	仍有较多的发音错误，但总的信息能理解
4~5 岁	75%~90%	当知道谈话主题时，完全能理解，个别发音似有错误
5 岁	90%~100%	完全理解，个别发音仍有错误

（2）孩子口齿不清家长怎么做

1）规范发音：以清晰、缓慢的语速对孩子说话，口型略显夸张，以便孩子能够观察并模仿。

2）逐步指导：对于孩子发音不准确的音节，家长需耐心地示范正确的发音。

3）互动纠正：家长可以夸大孩子错误的发音，然后及时纠正，同时指导孩子如何调整舌头、嘴唇和口腔的运动。

4）积极反馈：当孩子尝试说话，即使不够清晰，也要积极地重复并确认他们正确地表达。

5）寓教于乐：通过游戏和趣味活动，鼓励孩子练习发音。

6）正向激励：一旦孩子在发音上取得进展，及时给予表扬和奖励。

7）口腔功能训练：对于口腔运动能力不足的孩子，可以通过按摩面颊、下颌和唇部，使用牙刷或硅胶棒刺激口腔内部，以及漱口、吹泡泡等活动来增强口腔的感知和协调能力。

（3）何时需要就医：如果家长在对照发育进程图表后发现孩子的语言能力确实落后于同龄孩子，那么可以先尝试上述家庭干预方法。然而，如果孩子的构音障碍较为严重，或家长在家庭干预后仍未见明显改善，那么寻求专业语音治疗师的帮助是必要的。专业的语音治疗师能够评估孩子的具体情况，并提供个性化的治疗计划，以帮助孩子克服语言障碍，顺利迈出语言学习的重要一步。

（巫　瑛）

10. 宝宝口吃怎么办

口吃是一种儿童常见的言语流畅性障碍。引起口吃的确切原因尚不清楚，目前普遍认为先天遗传、后天发展和环境等因素是口吃发生的主要原因。

（1）口吃有什么样的表现：表现为失去正常的说话节律，说话不流畅，呈现出特殊的断续性。有的表现为说话时迟缓，发音延长或停顿，例如："我的名字叫……"常常急得满脸通红，却越着急越说不出话；有的表现为不自觉地阻断或语塞，间歇地重复一个字或一个词，例如："我、我、我的名字叫、叫、叫小小。"该症较为常见，多发于学龄前期儿童，特别是2~4岁幼儿，男童多见，个别儿童会持续终生。

（2）口吃的家庭应对策略

1）树立信心：父母可以通过英国前首相丘吉尔努力战胜口吃成为著名政治家的故事，帮助孩子树立信心，减轻精神压力。

2）消除精神紧张：精神紧张是诱发口吃的常见因素，因此，家长应为孩子创造一个愉快安定的环境。孩子出现口吃时，家长需保持冷静，避免急躁。频繁指出问题、粗暴打断谈话、批评惩罚或体罚都会加剧孩子的焦虑，导致表达困难，甚至害怕或拒绝交流，可能让口吃问题延续到成年，并影响心理健康。家长应以耐心和理解对待，必要时寻求专业帮助。

3）家长正确引导：为了更好地帮助孩子克服口吃，家长可以首先观察家庭成员、周围人或动画角色中是否存在口吃现象。如果有，尽量减少孩子与这些人物的接触。当孩子出现口吃时，家长应该保持认真和耐心的态度，倾听孩子完整地表达自己的感受和想法，避免打断或急于纠正，这样可以让孩子感到被理解和尊重。接下来，家长可以引导孩子学习放慢语速（约每分钟50个字）、降低音量，并从容不迫地讲话。在这个过程中，家长自身的言行举止非常重要。通过以身作则，有意识地放慢语速、轻柔发音，家长可以为孩子树立一个良好的榜样，良好的示范往往比单纯的口头说教更有效。此外，对于孩子在讲话过程中出现口吃现象，家长可以选择不予理会，而在孩子讲话流畅时给予适当的赞扬或鼓励。这种积极的反馈可以增强孩子的自信心，激发他们克服口吃的动力。为了进一步帮助孩子改善口吃问题，家长还可以鼓励孩子多参与唱歌、念韵律儿歌、听故事复述故事以及看绘本讲故事等活动。这些活动不仅可以锻炼孩子的语言能力，还有助于培养他们的节奏感和自信心。

（3）何时需要就医：5 岁前的孩子若口吃，可以尝试家庭干预。若是家庭干预 1 个月后没有改善或者出现其他的语言问题，应考虑就医。5 岁后仍口吃则应立即就医，接受专业指导。

（巫 瑛，张小林）

11. 如何培养孩子的动手能力

精细运动能力主要指宝宝凭借手以及手指等部位的小肌肉或小肌群的运动，在感知觉、注意等心理活动的配合下完成特定任务的能力。发育早期的宝宝需完成取物、画画、写字、生活自理等许多活动，精细运动能力既是这些活动的重要基础、评价婴幼儿神经系统发育成熟度的重要指标之一，也是对婴幼儿进行早期教育的基本依据。

（1）不同年龄段的精细运动训练：随着年龄的增长，宝宝的精细运动能力逐渐增强，家长可根据宝宝的年龄阶段参考（表 3-4）针对性地训练精细运动。

表 3-4 精细运动训练内容

月龄	训练内容
0~6 月龄	用各种不同的条状物品，触摸 1 月龄左右宝宝的手掌心 让宝宝抓握拨浪鼓，换手抓握 让宝宝抓住物品，再尝试从宝宝手里拿掉 让宝宝手握手，抓握各种小物品 给宝宝示范摇动物品时发出声音 给宝宝抓握发出会发声的物品 用玩具逗引宝宝，让宝宝尝试抓住玩具 给宝宝玩各种材质的纸张

续表

月龄	训练内容
7~12 月龄	圆球形小饼干，依次给，训练宝宝用手抓 条形水果或蔬菜，先给一根，再给一根，训练换手 片状水果，朵状食物，体积由大到小，宝宝自喂 让宝宝自己吃各种不同软硬度和形状的食物 用玩具逗引宝宝，让宝宝伸手取物 用小物品逗引宝宝，让宝宝用手指取物 不断给宝宝小物品，让宝宝换手拿 让宝宝拿不同材质和软硬度的物品
1~2 岁	训练宝宝握笔，在纸上画线条，亲子模仿 用小口瓶装小物品，让宝宝从瓶中取物品 让宝宝全手掌握住蜡笔，在纸上随意涂鸦 用玻璃丝穿扣眼，玻璃丝从粗到细，扣眼由大到小 玻璃丝穿过扣眼后，拉过线 从食物盘中选出不同颜色、形状、大小的食物 训练宝宝双手的精细动作，非优势手 用勺子进食，不同的勺柄长度，各种形状的食物 让宝宝模仿剥水果皮，香蕉皮、橘子皮等
2~3 岁	训练宝宝熟练使用勺进食各种食物，尝试使用筷子进食 把食物切成小块，在保证安全的前提下，训练宝宝用叉子进食 让宝宝自己进食各种体积小的食物，训练拇指和食指 让宝宝参与择菜，准备餐具，收拾餐具，保证安全 彩色橡皮泥，捏各种人物、物品、食品 彩笔，画竖道、横道、十字、圆、三角 折纸，不同材质、大小、颜色的纸，对折 穿扣子，穿珠子，搭积木

（2）何时需要就医：如果宝宝出现以下情况，请及时就医：

1）8~12 月龄宝宝不会寻找当着他的面藏起来的东西。

2）15 月龄仍不会胡乱涂画。

3）2 岁时不会用 4 块以上的积木搭高塔，摆弄小物体时有困难。

4）3 岁时不会用抓握的方式拿住蜡笔，不会描画圆形。

（巫 瑛，张小林）

12. 如何培养孩子的自理能力

孩子成长过程中，家务劳动与孩子的运动能力、认知能力、社交技能发展以及自信心和责任感的培养有着密不可分的关系。在欧美国家，很多家庭在孩子很小的时候就会让他们帮家里做一些简单的家务活动。

根据我国儿童的生活习惯，我们对美国孩子的家务清单进行了相应的调整和编译。以下是经过修改后的版本，供家长们作参考（表 3-5）。

表 3-5　不同年龄段儿童的推荐家务清单

年龄	家务清单
2~3 岁	把玩过的玩具放回原处（比如收纳箱） 把看过的书放回书架（手能碰到的高度） 把脏衣服放入洗衣盆（或洗衣机） 把垃圾扔进垃圾桶 折叠自己的小被子（或小毯子） 协助大人准备餐桌（比如帮忙拿筷子） 帮大人拿取东西（比如弟弟的尿不湿）
4~5 岁	给家里的植物浇水 喂宠物（比如把猫粮倒入猫碗） 收拾自己的玩具 擦桌子 睡前铺好自己的小床 简单收拾自己的小房间 协助大人将洗好的餐具擦干并放好 协助大人把点心装盘招待客人

续表

年龄	家务清单
6~7 岁	用扫帚扫地
	用拖把拖地板
	叠衣服
	洗自己的袜子
	卫生纸、抽纸用完会更换
	独自打扫自己的房间
	帮大人处理菜(比如剥毛豆、摘菜叶)
8~9 岁	主动把用完的餐具放入水池
	协助大人洗碗筷
	晾衣服、收衣服
	使用洗衣机
	手洗简单的衣服
	打扫客厅、卧室卫生
	做简单的饭(如电饭锅煮饭、包饺子)
10~11 岁	打扫卫生间、厨房
	使用吸尘器
	清洁厨房台面
	能自己煮面条
	到信箱收取信件
	做简单的针线活儿(缝补纽扣等)
12 岁以上	擦窗户
	更换灯泡
	熨烫衣服
	协助大人擦车
	修剪家中的植物
	列购物清单
	做简单的饭菜
	独自去附近的便利店买东西
	协助大人做家庭修缮工作
	给弟弟、妹妹洗澡

何时需要就医：若发现孩子的自理能力明显不足，且经过家庭训练后仍达不到相应年龄段的水平，建议带孩子到医院进一步检查。

（巫 瑛，张小林）

13. 如何培养儿童的注意力

注意力是指人的心理活动指向和集中于某种事物的能力。注意力是学习的门槛，是其他所有能力的基础，注意力的好坏对学习的效率起到非常重要的影响。

（1）注意力不集中的表现

1）上课东张西望、易分心，做小动作，有时发呆，有时直接在上课时离开座位。

2）在家里学习也坐不住，总找理由离开位置，注意力难以集中在学习上。

3）在学习的时候，特别在意周围的声音，对外界的刺激非常敏感。

4）学习静不下心来，注意力不能达到同龄儿童的注意力时间。

（2）影响注意力的因素

1）大脑前庭功能发育不足：孕期保胎，活动过少，早产、难产、剖宫产，婴儿期爬行训练不足等，可能会影响大脑前庭功能的发展，儿童表现出好动、跑步易摔跤、不会走平衡木等。由于脑发育的不完善，导致学习内容经常记不住，注意力难以控制，对无关信息的抗干扰能力差，上课、学习时总注意到任务之外的事。

2）情绪不稳定：有些儿童情绪控制能力差，做事冲动，爱发脾气，易激动，高兴时会大喊大叫，小事情爱哭闹。

3）运动协调性差：有些儿童运动协调性差，手脚笨拙，手眼协调性差，易出现大脑控制能力差，自制力、自觉性差。

4）视觉有振动、跳动现象：造成看书串行，多字少字，计算粗心，偏旁部首颠倒等问题。长时间看电视、玩电子游戏的儿童，容易加重视觉振动问题。

（3）如何应对注意力问题

1）优生优育：备孕做好计划，孕期心情舒畅，适当活动，尽量顺产。其次，生后做好早期教育，包括：大运动、精细运动、语言、社会交往能力的培养。最后，多和儿童一起做训练大脑平衡功能的游戏，例如走平衡木、荡秋千、蹦床、跳绳、做旋转游戏等。

2）情绪训练：多做和情绪训练相关的小游戏，另外，学习如何正确应对儿童的情绪，如何给儿童做情绪管理。

3）协调性训练：跳绳、拍球、踢毽子、爬行等。

4）手眼协调性训练：打羽毛球、抛接球、堆积木、捏橡皮泥、串珠子、绣花等。

（4）何时需要就医：若经过以上训练，仍然发现存在注意力不集中现象，则需要带儿童到医院进一步检查。

（巫 瑛，张小林）

14. 如何培养孩子的社交能力

在婴幼儿的成长过程中，社交能力是最不可缺少的一项基本能力，具体包括与教师、同伴、亲人之间的多种交流和沟通，以较强的交流技巧和他人互动，也包括主动交往和交往策略，总的来说，对幼儿的成长和发展有极为重要的影响。培养孩子的社交能力是一项重要的教育工作，以下是一些具体的方法和建议：

（1）建立良好的家庭环境：家庭环境是孩子社交能力培养的基础。家长应该提供一个温暖、和睦的家庭氛围，鼓励孩子与家人进行积极交流。家长还应该做出正面的榜样，展示良好的社交行为，比如尊重他人、合作与分享。

（2）提供多样化的社交机会：孩子的社交能力需要在实践中不断培养。家长应该鼓励孩子参加各种社交活动，如课外班、运动队、亲友聚会等。这些活动能够帮助孩子与不同背景和兴趣的人交往，增强他们的沟通和协作能力。

（3）培养良好的沟通技巧：良好的沟通技巧是孩子建立有效人际关系的关键。家长可以通过榜样示范和角色扮演等方式，教导孩子如何与他人进行友好的交流，包括倾听、表达自己的观点、理解他人的需求等。此外，鼓励孩子积极参与讨论、演讲等活动，锻炼他们的表达能力。

（4）培养情绪智力：情绪智力对于孩子的社交能力非常重要。家长应该帮助孩子学会管理自己的情绪，理解他人的情感，并适当表达自己的情感。通过情感培养，孩子能够更好地与他人建立亲密关系，解决冲突，以及理解他人的感受。

（5）鼓励合作与分享：合作与分享是社交能力的核心。家长应该鼓励孩子与他人合作完成任务，分享自己的想法和物品。通过合作与分享，孩子能够培养团队合作精神、关心他人和乐于助人的品质，这对于他们社交能力的发展至关重要。

（6）何时需要就医：日常生活中若经过以上策略和方法引导，发现孩子仍然不合群、不愿意理人、社交能力欠佳，眼神交流少，建议带孩子到医院进一步检查。

15. 如何培养孩子的创造力

创造力是幼儿认知、想象和问题解决能力的核心。父母是幼儿早期教育中最重要的影响因素之一，他们扮演着培养幼儿创造力的关键角色。为了帮助孩子发展创造力，父母可以采取以下引导策略。

（1）鼓励自由玩耍：自由玩耍能够让孩子变得更具有创造性，提高与人相处以及适应环境的能力。通过自由玩耍，孩子可以充分发挥自己的想象力和创新能力，找到新的解决问题的方式。

（2）提供丰富的素材和工具：提供丰富的素材和工具，如绘画用品、积木、拼图等，让孩子有机会创作自己的作品，培养空间认知能力和手眼协调能力。家长也可以通过带孩子参观博物馆、艺术展览和科技馆等方式，拓宽他们的视野，激发他们的创造力。此外，鼓励孩子参加各种兴趣班和活动，让他们接触不同的领域和艺术形式，发掘自己的潜力和特长。

（3）鼓励孩子表达自己的想法：无论孩子选择哪种方式表达自己的想法，我们都应给予鼓励和肯定，认真对待、回答孩子的问题，营造一个充满好奇心、探索氛围的家庭环境至关重要。家长应鼓励孩子提问、表达观点，支持他们探索感兴趣的事物。这样可以帮助孩子建立自信，更好地发挥创造力。

（4）鼓励孩子思考和解决问题：家长应鼓励孩子对世界保持好奇，通过提问、讨论和探索来激发他们的好奇心。同时，家长也要积极给孩子提出一些问题，引导他们主动、深入思考，培养他们的求知欲。家长应鼓励孩子面对问题时独立思考，寻找解决方案。同时，要教育孩子勇于尝试，不怕失败，从失败中汲取经验教训。这样可以培养孩子的思维能力和解决问题的能力。

（5）激发孩子的想象力：想象力是创造力的源泉，家长可以通过故事讲述、角色扮演、绘画等方式来激发孩子的想象力。在这些活动中，鼓励孩子自由发挥，不拘泥于现实，让他们在想象的世界里畅游。此外，家长还可以引导孩子进行创造性思维训练，如头脑风暴、逆向思维等，或者提出一些拓展思维的问题，来激发孩子的想象力。

（6）培养孩子的合作精神：在许多情况下，我们需要与他人合作才能解决问题。因此，培养孩子的合作精神也是十分重要的。

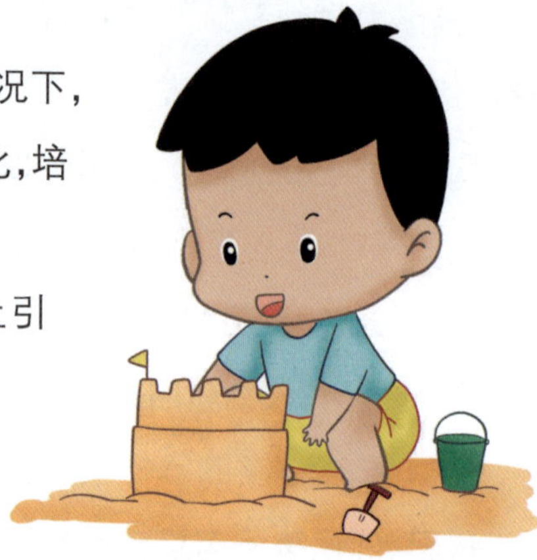

（7）何时需要就医：在家庭实施以上引导措施时，若发现孩子认知、理解能力差、动手及合作能力不佳，可带孩子到医院进行检查。

（张小林）

16. 如何让孩子更快适应幼儿园生活

每年的9月份，又是一批孩子进入幼儿园，这也是他们面临的人生中第一个集体社会，那么如何让孩子更快适应幼儿园生活呢？

（1）提前熟悉环境：如果有条件的话可以在准备上幼儿园前几个月，提前带孩子到所在幼儿园参观，玩玩游乐设施，和老师们打招呼，让孩子看看幼儿园充满童趣的环境，提前建立熟悉的感觉。

（2）做好心理准备：父母提前给孩子打“预防针”，将幼儿园的有趣之处描述给孩子听，比如上幼儿园可以认识新朋友，可以跟老师学本领，有许多的玩具，参加很多有趣的活动等。可以利用绘本、故事给孩子讲述幼儿园的快乐生活，让孩子对幼儿园建立美好的感觉，带着期盼的心情进入幼儿园，适应能力会明显增加。

（3）培养生活自理能力：培养孩子基本的生活自理能力，让孩子逐步学会简单的生活技能和做力所能及的事，这些是适应幼儿园集体生活的重要基础。家长在日常生活中，应有意识地培养孩子掌握一些基本的自理方法，如自己吃饭，懂得正确使用餐具；自己学上厕所，懂得穿脱裤子；自己穿脱鞋，懂得穿鞋的方法等，这些都需要在入园之前提前学习培养。

（4）调整生活作息：时间调整，家长可以在了解幼儿园的生活制度后，告诉孩子每个时间段要干些什么，让孩子提前 1~2 周开始调整生活作息时间，可以在家中制定一个科学的作息时间表，要求孩子每天按时进餐、睡眠、盥洗、游戏等，早睡早起，中午要午睡，午餐定时定量，并坚持执行，养成孩子遵守时间的好习惯，以便开学后能够尽快适应幼儿园的生活节奏。

（5）提高人际交往能力：从家庭生活到集体生活，孩子将面对更多的人际交往。因此，家长可以为孩子创造更多的机会，多带他们与同龄孩子一起玩。家长可以示范一些正确交往方式，比如如何分享玩具、不抢别人的东西、不打人、热情打招呼、说“谢谢”等礼貌用语。交往能力的形成，能使孩子更快地融入集体生活。

（6）何时需要就医：孩子入园这件事没有一招制胜的秘诀，还是靠爸妈们有计划、有准备，有耐心地陪伴孩子去接受、去适应。在入园后也需要多和老师沟通孩子在园里的情况，及时做出调整，若出现暂时不适应的情况时也需要多一些时间和耐心去引导。但如果反复尝试下孩子仍然不能很好地适应幼儿园生活，可以至医院寻求专科医生的指导和帮助。

（陆啸云）

17. 如何让孩子更快适应小学生活

从幼儿园进入小学是儿童早期成长过程中一次重要的转折。如何才能帮助孩子顺利过渡，尽快适应小学生活呢？

（1）培养良好的生活习惯

1）合理安排作息时间：对初入学儿童可适当调整作息安排，督促孩子早睡早起，上学不迟到，知道上学、放学及上课、下课时间安排，听到上课铃声会自己进教室，下课会主动喝水、如厕。帮助孩子增强时间观念，有意识地训练孩子在哪个时间段完成哪些事情，以便更快适应小学节奏。

2）提升自理能力：小学低年级阶段是生活行为习惯养成的关键期。家长应鼓励孩子独立穿脱衣物、系鞋带、进餐、收拾餐具等自我服务。学会独立清点、带齐每日学习和生活用品，分类摆放；课间准备好下节课所需的书本和学习用品；放学时收拾整理好个人物品。可以提前在家中陪着孩子多练习，从点滴小事做起，提升孩子的自理能力。

（2）培养良好的学习习惯

1）认真专注：专注力是学习的重要品质。学习能力强的孩子一般都能静心学习，坐得住，听得进。原来孩子上幼儿园是在游戏中学习，在学习中游戏，现在变成长达 40 分钟的课堂教学。家长可以有意识地培养孩子能静心地坐下来，开始可以从 10~20 分钟做起，以后再逐渐延长，引导孩子适应小学的课堂生活。可以鼓励孩子每天坚持阅读，或者通过大声朗读、听故事后复述故事内容等方式来培养孩子的专注力。也可以买一些训练专注力的材料，如舒尔特方格、拼图、拼七巧板、走迷宫、找异同等。切记“一心不可二用”，比如不可一边看电视一边学习，这样注意力容易分散，学习效果也会大打折扣。

2）认真倾听：倾听也是一种学习，特别对学生来说，倾听是一项重要的学习技能。认真听老师讲课，才能充分理解学习内容；认真倾听同学发言，才能学到更多的方法。我们需要培养孩子认真倾听的习惯，平时多与孩子沟通交流，认真倾听孩子说话。当孩子专注地倾听时，尽量不要打断。

（3）何时需要就医：孩子的成长道路上，小学一年级意味着一切都是新的。新环境、新老师、新同学、新的学习方式、新的学习内容、新的奋斗目标。小学一年级是孩子学习习惯和能力培养的关键时期，在这个阶段如果能培养好孩子的适应能力并且形成良好的学习习惯，对孩子将来面对一系列成长中的变化都会有积极作用。但如果孩子进入小学后不能很好地适应学校生活，出现学习困难、社交困难等问题，可以至医院寻求专科医生的指导和帮助。

（陆啸云）

18. 如何培养孩子正确的书写姿势

书写，作为一种基本的学术技能，对孩子的学习和发展至关重要。然而，正确的书写姿势不仅关乎字迹的美观，更是影响孩子身体健康的关键因素。长期保持不当的书写姿势，可能导致手部、腰背部的疲劳疼痛，甚至视力问题。因此，培养孩子从小掌握正确的书写姿势至关重要。

（1）正确的坐姿

1）腰背挺直：尽量挺直腰背而坐，背部可以尽量贴近座位的靠背，这有助于减少脊椎的压力。

2）臀部及大腿坐稳：确保孩子的臀部尽量向后靠，椅子坐垫的深度正好能承托≥70%以上的大腿及臀部，这样有助于稳定身体的重心。

3）膝关节垂直：膝关节大约以 90 度舒适地放好，若膝关节不能基本垂直，需要调整椅子坐垫的高度。

4）双脚平放：双脚能平放在地上（如椅子太高，有需要可用脚踏）。

5）手臂安放在桌上：手臂能舒适地安放桌上，桌子的高度应略高于手肘呈 90 度后的手肘顶点位置。

（2）正确的握笔姿势

1）拇指和食指握稳笔杆：拇指和食指的指尖应稳固地握住笔杆。

2）中指承托笔杆：笔杆应靠在中指的末端关节桡侧。

3）无名指和小指支撑：无名指和小指应自然下垂，轻轻承托着中指。

4）笔杆位置：笔杆应位于食指的第一关节附近。

5）手掌中心拱形：保持手掌中心呈自然拱形。

6）手腕稳靠桌面：手腕和前臂的内侧应稳稳地靠在桌面上。

7）笔尖距离：笔尖和握笔的指尖之间的距离应保持在 2~2.5 厘米。

（3）何时需要就医：孩子的握笔姿势和坐姿不正确的话，不仅会影响字的美观，长期养成不良习惯会造成手部、腰背部容易疲劳疼痛、影响视力等。所以如果发现孩子有以上不良坐姿和握笔姿势或者书写困难，可以到医院评估就诊。

（巫　瑛）

19. 如何培养孩子合理安排假期生活

我们不仅关注孩子的身体健康，也需要关注其心理发展。假期合理安排对于孩子们的成长很关键，可以从休息、学习、生活和娱乐活动这几方面合理安排着手，从小养成孩子良好的时间规划能力，促进孩子身心健康。

（1）作息时间安排：保证睡眠时间，上床、起床时间和上学时相差不要超过半个小时。很多孩子放假后晚上看电视或玩游戏到很晚，早上起床自然醒到中午。这样的方式很不好，因为睡眠规律形成不好，直接影响次日认知行为，长此以往，容易造成一些睡眠障碍，对于孩子身心健康造成更严重持久的影响。

（2）假期作业安排：在假期之前就制订好计划，完成作业时同时培养专注力。有些任务可分解成小段，安排在每一天某个固定的时间，比如早上起床后、睡觉前 5 分钟，养成这样的习惯，既不会觉得太难，也不会难坚持。使用定时器可以尽早让孩子掌握时间的感觉。制定每天必须完成的事项清单，让孩子主动写在纸上，完成后打勾，会更加有效；大一些的孩子可以来制定全家人的计划表，一起完成、共同监督，会让孩子更加积极主动。

（3）家务活动如何安排：在假期里，多安排孩子陪长辈的时间，做一些力所能及的家务，一方面培养孩子的生活自理能力，另一方面让孩子有责任感，同时比学习更容易体会到成就感。

（4）体育运动安排：每天保证至少 60 分钟的体育运动。建议制订节假日计划时，和孩子商量好 1~2 个孩子喜欢的运动，如打球、游泳、跳绳等，增强孩子的体质，也有助于其身心发展。

（5）娱乐时间安排：学习是件辛苦的事情，有一种有效削弱痛苦的方法，就是给予孩子奖励。在做假期安排的时候，就需要把娱乐时间项目做上去，可以是看电视、看电影、唱歌、旅行等，结合学习任务安排，促进孩子有动力达到目标。

（6）何时需要就医：也许没有一张完美的计划表能够适用于每一个孩子、每一个家庭，但是掌握好这些习惯的培养，必将是一个非常完美的假期。如果孩子做事情非常拖沓，行为情绪管理较差，家长管理非常困难，需要找医生评估诊治。

（巫 瑛）

20. 如何管理孩子的视屏时间

电子媒介正渗透在孩子生活各个方面，过多屏幕媒介使用会对孩子视力、语言发育以及社交能力培养方面造成严重的影响。

（1）多大的孩子可以看电视：美国儿科学会建议：

2岁前儿童不看屏幕媒介（包括电视、电脑、平板电脑以及智能手机等）。

2岁以后使用屏幕媒介也应限制，推荐儿童看“有质量的电视”每天不超过1~2小时。

（2）太多视屏时间会有哪些危害

1）视频内容，孩子易吸收到负面信息，如打杀、伤害等；常插的商业广告，会给孩子提供不实的信息。

2）较多屏幕使用，会让孩子缺乏游戏、体育运动，影响身体素质。

3）过多看电视会影响孩子的语言和社交能力发展。

4）屏幕媒介是被动接受信息，会限制孩子的感觉体验、阻碍孩子想象力的发展；学龄期后易发生注意力不集中，造成学习困难。

5）视屏时间长，容易造成儿童视力下降。

（3）孩子看电视，家长应怎样做

1）限制孩子看电视的时间：2岁以上建议1~2小时之内；选定电视节目，结束后立即关电视。

2）帮助孩子做看电视计划。节目选择应有利于儿童发展语言和社交技巧，培养孩子善良、责任感和合作等正面价值观。与孩子一起看电视，解释内容，了解卡通人物与现实生活的差异。

3）吃饭时不看电视，以免造成孩子不良饮食行为问题以及影响家人间感情沟通。学龄儿童不能一边看电视，一边写作业。

4）不要将电视搬进孩子卧室；放电视的房间应多摆放书籍、玩具等非视频类物品。

5）父母树立好榜样，减少视屏时间；鼓励孩子多做看电视以外的事，如户外运动、玩耍等。

（4）电视性近视的预防

1）看电视时间不能太长，连续看电视的时间最好控制在20~40分钟以内，一天最多不要超过2个小时。

2）看电视距离不能过近，一般距离以电视屏幕对角线的4~6倍（2~4米）为适当，电视机的高度与坐位的双眼基本等高最舒适。

3）看电视时坐姿要端正，不要躺着、仰头或斜看。

4）可以适当多吃一些富含维生素A的食物，如南瓜、猕猴桃、胡萝卜等。

（5）何时需要就医：帮助孩子合理使用电子媒介有利于适应信息化社会，但是使用不当会对儿童身心发展造成影响。如果孩子过多使用电子产品，视力有下降、语言社交落后或者其他情绪行为问题，需要及时就医。

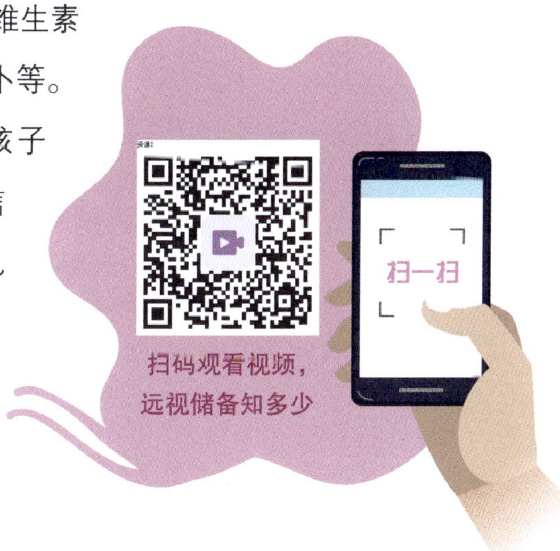

（巫　瑛）

第四章

家庭育儿与心理行为

1. 宝宝磨牙怎么办

磨牙症是指人在非生理功能状态下咀嚼肌不自主活动，使上下颌牙齿产生规律性或间断性的磨动或紧咬，一般在无意识状态下出现，可以发生在睡眠时，称为睡眠磨牙症或者夜磨牙，也可以发生在清醒期间，称为清醒磨牙或者日磨牙。

（1）导致宝宝磨牙的原因有哪些

1）精神心理因素：压力、紧张、焦虑、疲劳、过度兴奋等不良情绪。

2）遗传因素：家长有磨牙症，子女患有磨牙症的概率增加。

3）疾病：呼吸道及气道疾病例如阻塞性呼吸睡眠综合征、气道狭窄；咬殆关系不协调等口腔疾病；既往比较常见的是肠道寄生虫病等。

（2）出现磨牙应如何干预：目前缺乏能够治愈磨牙症的方法，临床中主要遵循的原则为：重视精神心理状况，预防磨牙症的损害，保护口颌系统功能健康。偶尔发生夜间磨牙，不影响身体健康，家长不用太担心，可以尝试做出以下调整：

1）睡前放松，少看刺激性电视节目或视频，白天避免玩得过度兴奋，养成良好规律的睡眠习惯，改善睡眠环境。晚饭不要过饱，睡前要刷牙。

2）消除紧张情绪，解除不必要的顾虑，缓解压力，放松心情，调整心态。

3）避免进食咖啡类饮品、巧克力、可乐等，日常饮食注意补充钙质，多吃富含维生素的食物。

（3）何时需要就医：若出现磨牙频率较高、牙齿磨损严重、牙周组织损害、日间咀嚼肌紧张疼痛、紧张性头痛、颞下颌关节痛、面部的疼痛、颌颈部僵硬甚至影响孩子的面容等情况，需要去口腔科、耳鼻喉科及内科等专科就诊明确病因并尽早治疗以便更好地改善症状。

（沈 玲，季忆婷）

2. 宝宝总吃手怎么办

很多家长为“宝宝吃手”这件事所烦恼，说了没用，打了又心疼效果也不好。面对宝宝的吃手行为，家长该如何应对呢？

（1）正确认识吃手行为：“吃手”主要是指自主或不自主地反复吸吮手指的行为。一般情况下通过吸吮手指，宝宝可以实现自我安抚。随着年龄的增长，这一行为的发生率逐渐下降。据调查显示，4 岁儿童吸吮手指的发生率仅为 5%，学龄期后基本消失。

（2）吃手的原因

1）宝宝将手指当作乳头吸吮，这是源自最初的生理反射。

2）宝宝遭到忽视、没有及时哺乳也会导致吸吮手指，这是由于宝宝把手指作为进食对象。

3）紧张、焦虑和害怕时也容易吸吮手指，这样可以适度缓解紧张情绪。

4）入睡习惯不良，宝宝在没有睡意的情况被放在床上，宝宝很可能因为无聊而将手指含入口中并借此玩耍，久而久之形成不良的入睡习惯。

（3）吃手的影响：总体来说吸吮手指的行为良性居多，但长时间地吸吮手指会因为局部刺激进而导致手指粗大，影响美观和手指的精细动作。宝宝该项行为如持续至换牙以后，可能会引起下颌发育不良、牙齿咬殆异常，最终妨碍咀嚼功能。

（4）吃手问题的家庭解决办法

1）放松心态，因为吸吮手指行为大多是良性的，随着年龄增长而逐渐消失。

2）关注情绪，养育过程中多观察宝宝的精神状态，及时解除可能导致儿童情绪紧张、焦虑的诱因。多给予宝宝关爱，避免讥笑、惊吓、训斥、强加阻止，以免强化吸吮手指行为。

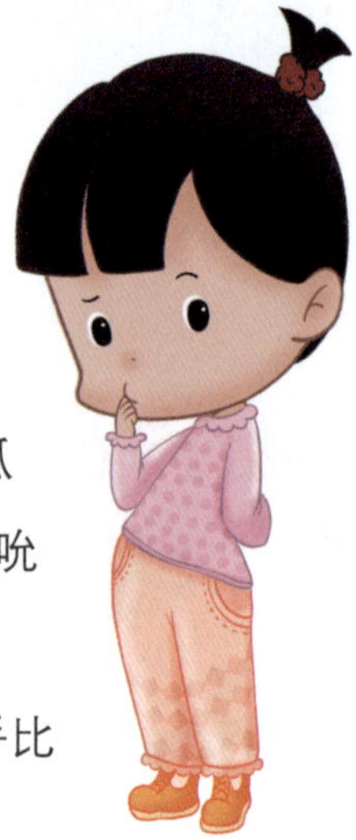

3）及时喂养宝宝，养成良好的作息习惯，不要过早的让婴儿躺在床上，应在其困倦时再放在床上，争取上床后尽快入睡。

4）难以克服的吃手问题可以采用厌恶疗法：在宝宝经常吸吮的手指上涂抹苦味，酸味或辣味（一般考虑苦瓜汁、柠檬水，辣椒水刺激性较大，不推荐首选）。当宝宝吸吮时便产生厌恶刺激，可取得一定疗效。

（5）何时需要就医：如果尝试以上方法无效或者吃手比较严重导致手指畸形、牙齿咬殆异常应及时就诊。

（沈 玲，季忆婷）

3. 宝宝咬指甲怎么办

在幼儿时期，宝宝偶尔出现几次咬指甲的行为，可以认为是宝宝口欲期的一种延续，父母不用过多在意。那么，宝宝咬指甲是一种病吗？如果宝宝咬指甲的行为反反复复、持续过久、无法改变，就是一种病态，称之为“咬指甲癖”。

（1）咬指甲的危害

1）反复咬指甲，指甲表面变得凹凸不平、残缺或变形，周围皮肤容易糜烂、出血，甚至发生甲沟炎。

2）长期吸吮手指，会造成手指局部软组织增生，影响手指活动；还会导致宝宝牙齿排列不齐、咬骀不正，从而影响咀嚼功能。

3）可能因为手污染，长期咬指甲容易导致某些重金属摄入过量，如“铅”超标。

（2）咬指甲的原因：不良的情绪是导致宝宝咬指甲的主要原因，如作业负担过重、父母的责骂、缺乏关爱等因素，会让宝宝处在紧张、焦虑或沮丧的情绪中，咬指甲或吸吮手指可以让他们得到情绪发泄和自我安慰。另外，宝宝会模仿父母或同学咬指甲的动作，久而久之形成顽固性习惯。目前并没有研究证明微量元素缺乏和咬指甲有关。

（3）出现咬指甲，父母如何做

1）不过度责骂：强行制止可能会起到负强化的作用，有可能家长越批评，儿童的这种行为越严重，紧张和焦虑的情绪也会越严重。

2）走温情路线：多关心孩子，多和孩子沟通，别让不良情绪占据孩子幼小的心灵。已经咬甲成癖的孩子要多讲道理，告知咬指甲的坏处，引导孩子养成定期修剪指甲的习惯。

3）转移注意力：若发现孩子正在咬指甲可以给孩子一个平时喜欢的玩具；如果是大孩子，可以让孩子去做一件其他的事情。

4）平时多丰富孩子的活动：培养兴趣爱好（特别是与手相关的），如捏橡皮泥、做手工、画画、下棋等。

（4）何时需要就医：宝宝咬指甲癖是一种病，如果以上方法仍然不能达到行为改善的情况，家长需要引起重视，建议您在专业儿保医生的指导下寻找原因，为孩子选择合适的治疗方案。

（沈　玲，季忆婷）

4. 孩子哭得背过气怎么办

屏气发作是指儿童在剧烈哭闹时突然出现的呼吸暂停的现象。常见于6~18 月龄的婴幼儿，随着儿童的成长，特别是语言表达能力的提升和情绪控制的增强，通常在 3~4 岁逐渐减少，7 岁后极少出现。

屏气发作，往往与儿童的情绪波动密切相关。此外，缺铁和贫血状况可能会加剧屏气发作的频率与强度。值得注意的是，过度宠溺的育儿方式亦可能助长此类行为，孩子们可能将之作为一种实现自身要求的策略。

（1）屏气发作表现：屏气发作的典型表现为儿童在剧烈哭泣后突然屏气，呼吸暂停，伴随口唇发青（或面色苍白）、全身肌肉强直，甚至可能出现意识丧失和抽搐。这种状态通常持续 30 秒至 1 分钟，随后孩子会重新开始哭泣并恢复呼吸。在极端情况下，发作可能持续 2~3 分钟，之后患儿通常会感到疲惫无力。

（2）应对原则：在处理屏气发作时，关键是缓解孩子与他人间的紧张关系。家长应确保孩子安全的同时引导其他人离开，以减少孩子“表演”情绪的观众。在没有旁观者的情况下，孩子往往能较快地平复情绪。对于 1 岁以上的儿童，待其情绪稳定后，家长应耐心解释，并坚持不合理的要求不予以满足，同时将孩子的注意力转移到其他活动上。家长应认识到屏气发作对孩子身体无害，并保持冷静，避免过度紧张，因为家长的情绪会直接影响到孩子。此外，家长应探究引发屏气发作的根本原因，并尽可能避免类似情况再次发生。重要的是，家长应注意自身的教育方式，避免溺爱，培养儿童良好的行为习惯。

（3）何时需要就医：若孩子属于缺铁性贫血患者，应在医生的指导下补充铁剂，以减少屏气发作的频率。如果发作特别严重，持续时间超过 1 分钟，或者发作频繁，应及时寻求专科医生的帮助。

（沈　玲，张郦君）

5. 孩子爱发脾气怎么办

在面对孩子的情绪爆发时，家长们的应对策略至关重要。以下是一些经过科学验证的方法，旨在帮助家长在保证安全的同时，引导孩子正确表达和管理自己的情绪。

（1）保障安全：安全是最优先的考虑。如果孩子在愤怒时尝试通过破坏物品或攻击他人（例如打人或咬人）来发泄，家长必须立即介入，防止孩子的行为导致自己或他人受伤。

（2）平息情绪：在孩子情绪激动时，试图讲道理往往无济于事，关键是要帮助孩子恢复平静：

1）暂时隔离：迅速带孩子离开引发情绪爆发的环境，将孩子带到一个安静的空间，有助于他们冷静下来。这也为家长提供了一个机会来控制自己的情绪并理解孩子失控的原因。尤其在公共场合，暂时的撤离能避免在众人面前训斥孩子，减少对孩子的心理伤害。

2）拥抱孩子：对于某些感到被误解或受委屈的孩子来说，父母的拥抱可能是强大的情绪稳定器。

3）转移注意力：在孩子情绪开始上升时，及时将他的注意力引导到其他更吸引人的活动上。

（3）接纳情绪，行为设限：不要一味地否定孩子的感受，给孩子共情性的回应，但是对其过激行为予以设限，如："你很生气，你可以做个深呼吸，但不可以打人。"

（4）日常引导：要教育孩子合理表达情绪，家长需要在日常生活中做出榜样，进行潜移默化的教导。

1）遵守承诺：家长立下的规则必须一以贯之，这样孩子才会学会信任并遵守规则。

2）避免体罚：频繁的打骂会教会孩子用暴力来解决问题，这是我们所不希望看到的。

3）情绪管理教育：孩子 1 岁后，家长可以选择合适的情绪管理绘本，与孩子一起阅读，共同学习情绪管理。

4）监控媒体内容：避免让孩子接触含有暴力场景的电视节目，以防孩子模仿这些行为。

（5）何时需要就医：通过这些方法，家长可以帮助孩子学会更健康、更成熟地表达和处理自己的情绪，这对孩子的长期发展和社会适应能力至关重要。若经过以上的方法引导，孩子的情况没有明显改善，则需要带孩子到医院进一步检查寻求专业帮助。

（沈 玲，张小林）

6. 孩子爱打人怎么办

生活中有时会遇到爱打人有攻击行为的孩子。其实，孩子出现攻击行为也是有一定原因的，一般是因为遇到一些生气、愤怒的事情而诱发，也可能是为了吸引别人对自己的关注，与不恰当的家庭教育方式也有一定的关系。那么面对这群孩子，我们该怎么办呢？

（1）调控情绪的策略：家长应教导孩子如何管理自己的情绪。例如，当情绪波动时，可以引导孩子使用玩具或其他安慰物品来平复心情。若孩子的愿望未能得到满足，教他们寻找替代物品。在孩子不快乐时，家长应主动询问并提供指导，而不是忽视他们的感受。同时，家长可以通过组织户外活动、亲子游戏和绘画等活动，帮助孩子宣泄消极情绪，学习情绪控制。

（2）正确回应孩子的表达：对孩子的表达方式给予适当的反馈至关重要。当孩子表现出适当的行为时，应及时予以肯定和鼓励。若孩子行为不当，应立即制止。家长可以尝试从孩子的视角理解其动机，同时引导他们学习换位思考，感受他人的需求和情感。通过故事讲述或角色扮演，向孩子展示攻击性行为的后果，并讨论这种行为的不良影响，帮助孩子理解这类行为是不被接受的。家长应在日常生活中以身作则，避免使用体罚作为教育手段。

（3）避免宠溺，合理满足要求：家长应理智地对待孩子的要求，合理的需求可以得到满足，而不合理的需求则应坚决拒绝。过度的溺爱和满足会导致孩子变得更加任性。

（4）提供良好的家庭氛围及环境，言传身教非常重要：为孩子提供一个和谐的家庭环境极为重要。父母应以身作则，礼貌待人，孝顺长辈，从而潜移默化地影响孩子。此外，家庭成员间应保持一致的教育立场，避免在教育孩子时出现矛盾的情况。

（5）何时需要就医：通过这些方法，家长不仅能帮助孩子建立起更为健康的行为模式，还能促进其情绪智力的发展，为孩子未来社会交往奠定坚实的基础。若经过以上方法引导，孩子的爱打人的情况依然没有明显改善，则需要带孩子到医院寻求专业医生的帮助。

（沈　玲，陆啸云）

7. 孩子内向胆小怎么办

在探讨孩子的性格特质时，内向性格常被误解为一种缺陷。然而，内向并非缺点，而是一种气质表现。多项研究表明内向或外向性格，有40%~50%的因素是由遗传基因决定的，环境因素也起到一定的作用。

（1）环境因素与内向的关系：孩子性格的形成受多种环境因素影响。例如，家长的过度否定、频繁批评或打骂，以及过度保护，限制孩子的社交机会，都可能促使孩子发展出内向性格。此外，父母间的频繁争执和紧张的家庭氛围也会对孩子的性格产生不利影响。在这些情况下，家长应调整养育方法，帮助孩子建立积极的性格特质。

（2）小时候容易害羞长大一定内向吗：不一定，儿童在6月龄时开始出现陌生人焦虑，表现为害羞，通常会持续到两岁左右。这是正常的心理发展阶段，并不意味着孩子将来一定会是内向的。

（3）内向性格的优势：性格内向并不意味着比外向性格差。内向和外向的区别在于对外部刺激的反应方式。内向的人倾向于倾听、体察他人情绪，并在应对压力时更加深思熟虑。研究发现，在成功人士中，内向者的比例并不低。当内向的孩子得到父母的全然接纳，并能以自己舒适的方式表达自我时，他们往往能够发展出卓越的潜能。

（4）对内向的孩子如何进行教育呢：教育内向的孩子时，父母应学会尊重孩子的性格特质。如果内向性格不影响孩子的日常生活，就没有必要强迫改变。家长可以通过主动交流，鼓励孩子参与对话，或者利用电话和视频聊天工具帮助孩子与他人建立联系。发现并赞赏孩子的优点，提供机会提升他们的表现力。让孩子在团体活动中展示自己的长处，可以有效建立自信。经常受到表扬的孩子会感到自豪，并更愿意主动展示自己。

（5）何时需要就医：需要明确的是，内向不等同于自卑或社交焦虑，也不意味着孩子冷漠或情绪低落。如果孩子表现出社交回避、不合群、情绪低落、自卑或自我评价不足等问题，建议家长及时寻求专业医疗帮助。

（沈　玲）

8. 孩子不合群怎么办

孩子的不合群行为常常让家长感到困惑和忧虑，有的家长还会担心孩子是不是自闭症。其实，然而，孩子不合群的原因千差万别，而每种原因背后都有适宜的解决方式。

（1）支持肯定孩子，充实孩子的安全感：有些孩子因频繁遭遇指责、说教或批评，而积累了过多的负面评价，这会导致他们感到不安全和自卑。解决这一问题的关键在于提供更多的肯定、关爱和鼓励。家长应努力营造一个和谐而轻松的家庭环境，让孩子深切地感受到被爱，从而增强他们的内心安全感，并建立对外界环境的信任。

（2）尊重天性，接纳孩子，正确引导：有些孩子不合群可能是一种暂时现象，比如一些慢热型的孩子可能需要更长的时间来熟悉新环境。还有一些孩子天生喜欢安静，他们有自己独立的思考和安排，不愿意盲目随大流。对于这些孩子，家长无须过度担心，尊重孩子的个性，接纳他们的特点，无须强行改变。

（3）创造锻炼的机会，培养孩子的独立自主能力：一些孩子之所以不合群，可能是因为家长的过度溺爱。当家长在生活中为孩子做得太多，孩子就会失去自我价值和成就感的体验。家长应该给予孩子更多的实践机会，并在他们尝试新事物时给予肯定和鼓励，这样有助于孩子培养独立自主的能力，这对孩子融入集体至关重要。

（4）创造社交环境，教授孩子社交技巧：有些孩子由于长期缺乏社交环境，可能不知如何与人互动，从而难以感受到社交的乐趣，也学不会社交技巧。父母应该尽量为孩子创造机会参与社交活动。同时也可以在真实场景中教他正确的社交技巧及礼仪。掌握了这些社交技能孩子在社交场景将能更好地适应。

（5）何时需要就医：无论是孩子自身感觉到孤独、不被接纳，还是家长发现孩子不合群都应该尽早去医院就诊，以便早期干预。早期干预不仅可以帮助解决当前的问题，还可以预防潜在的心理障碍。通过及时就医，家长可以获得必要的支持和指导，确保他们的健康成长。

（沈　玲）

9. 如何建立良好的亲子依恋关系

依恋是指在生命的第一年中，婴儿与自己密切接触的人形成了情感纽带。这种关系是双向的，父母根据婴儿发出的社会信号来调整自己的行为，从而与孩子建立起稳定的同步互动。安全依恋是心理健康的基石，它赋予孩子信心，使他们有能力建立满意的人际关系。

（1）依恋关系的分型

1）安全依恋型：这种依恋关系中的儿童对自己充满信心，也相信他人，能够表现出与人亲密且自在的依恋态度。

2）非安全型依恋：包括抗拒型、回避型、组织混乱/方向混乱型依恋。这些依恋类型的形成通常与不稳定的抚养环境有关，如：照顾者频繁更换、早期疾病、与母亲或主要照顾者的分离、关键生长阶段的住院、忽视或虐待、胎儿期受到不良物质影响、频繁搬家或多次更换寄养家庭等。

（2）如何促进建立安全型依恋关系呢

1）稳定的照顾者：通常以母亲为安全基地，孩子从这个基地出发探索周围世界，父亲的陪伴和照顾同样重要。研究显示，与双亲都建立安全依恋的儿童具有更强的情绪调节能力和社交能力，这对孩子的全面成长至关重要。

2）积极关注及时满足孩子的身心需求：父母应敏感地捕捉孩子的需求并与之建立同步互动，尤其当孩子生病时，除了缓解身体不适，还要关注孩子的情绪状态，提供愉悦的刺激和情感支持，有助于孩子形成安全依恋。

3）确保生活环境舒适，家庭氛围和谐：尽管家庭经济状况各异，父母应尽力提供一个安全、舒适的养育环境。和谐的婚姻关系中，伴侣会相互支持，这种相互支持有助于建立安全的情感纽带。

4）确保高质量的陪伴，多与孩子互动：与孩子相处时，增加语言交流、表情互动和游戏，避免忽视孩子、采取武断或不一致的育儿方法。

（3）何时需要就医：俗话说“三岁看大，七岁看老”。三岁时的行为特征很可能会持续到成年。因此，对幼小的孩子需要格外关心。如果父母在与孩子建立同步互动方面遇到困难，建议寻求专业医疗机构的帮助。专业的指导不仅能帮助父母解决当前的难题，还能为孩子的健康成长提供长远的支持。

（沈　玲）

10. 如何帮助孩子建立自信

爱因斯坦曾经指出:“自信是通往成功的第一步”,这句话凸显了自信心在孩子成长过程中的重要性。然而,自信并非天生就有,它需要在孩子的成长过程中逐步培养。那么,如何才能有效地培养孩子的自信心呢?

(1)了解孩子,发挥其优势:首先,了解孩子是培养自信的基础。每个孩子都有自己的独特天赋和优势。作为父母,我们应当识别并关注孩子的兴趣点和擅长的领域,鼓励他们在这些领域内发展,当孩子在某方面取得成就时,给予及时的认可和鼓励,这样的正向反馈比单纯的补短更为有效。

(2)尊重孩子,赋予孩子选择权:尊重孩子的意愿,不通过奖惩来操控他们的行为。在家庭决策中,比如制定旅行计划时,积极听取孩子的意见,让他们感受到自己的声音被听到,想法被重视。即使孩子的建议最终没有被采用,也应当耐心解释原因,这样做能够让孩子感到被尊重。在日常生活中,给予孩子更多的选择机会,这种信任会让他们内心感受到:“我能做到,我有能力。”

(3)维护孩子的自尊心:维护孩子的自尊心,可以当众表扬孩子的好行为,但批评孩子时避免当众指出,以防伤害到孩子的自尊心。

(4)教孩子学会接纳:有些孩子可能因为外貌、身体的特征或家庭背景而缺乏自信。对于这些不可改变的事实,我们需要教导孩子坦然接受并与之和平共处。例如,如果孩子因为身高矮小而感到自卑,我们可以教他们看到自己的其他优点,例如聪明、灵活、五官端正等。

(5)何时需要就医:总的来说,培养一个自信的孩子需要家长的正确引导、理解和尊重,以及给予孩子充分的关爱和信任。如果在父母尽力规范教育的情况下，孩子仍然表现出自我评价低、自责或自卑等情绪，那么可能需要寻求专业机构的评估和干预，以便及时提供帮助。

（沈 玲）

11. 如何正确“表扬”和“鼓励”孩子

“你真棒！真聪明！”这样的赞扬语句，可能是许多家长赞赏孩子时的常用语。表扬确实能够在短时间内提升儿童的行为表现，但不恰当的表扬会让孩子沦为“讨好者”，过分依赖外界的认可，甚至因为害怕失去表扬而回避挑战和困难。那么，我们该如何恰当地表扬和鼓励孩子呢？

（1）到底还能不能表扬呢：答案当然是肯定的。表扬孩子仍然是必要的，但关键在于如何表扬。表扬和鼓励虽然都是积极的语言，但对孩子的影响却截然不同。我们应该更多地使用鼓励的方式，而不仅仅是表扬。

（2）表扬和鼓励有区别：表扬往往是一种外在的激励，它倾向于对孩子的行为进行评价或贴标签，将成功的结果归功于孩子的某种属性。例如，“你考了 100 分，真是个聪明的孩子！” 这样只关注结果，而忽略了过程。

相反，鼓励则是一种内在的驱动力，它强调孩子的努力和进步，不仅仅是结果。例如，“你这次考了第一，你的努力得到了回报，你一定很自豪吧？”这样的鼓励让孩子认识到自己的努力是成功的关键。

（3）如何进行真正的鼓励

1）描述具体的行为：例如：我看到你回到家就立刻写作业，非常专注的写了一个小时。

2）肯定孩子的价值：表达对孩子的信任或感谢。例如：感谢你帮忙摘菜，这样我们可以更早享用晚餐。

3）总结概括孩子的良好的品质：包括热心、善良、有责任心、乐于助人、见义勇为等。例如：指出孩子的良好品质，“你将玩具分享给小妹妹，这显示了你的慷慨和热情。”

（4）使用表扬的语言应适度：并不是说完全不能使用表扬的语言，建议在表扬时要适度，并且更多地使用鼓励的方式。在说出赞美之前，可以先思考：“这句话是不是能够激励孩子进行自我评价，还是仅仅让他们更依赖于别人的评价？”

（5）何时需要就医：如果你已经在使用正确的鼓励方式，孩子仍然表现出退缩、畏难情绪或总是寻求外界认可的行为，这时可能需要考虑寻求专业的帮助。专业的指导可以帮助孩子建立自信心，更好地面对生活中的挑战。

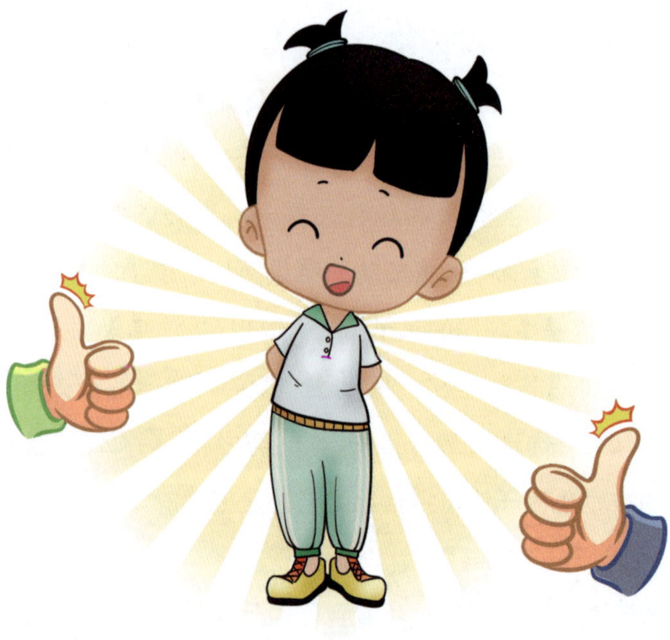

（沈　玲）

12. 如何识别孩子的情绪问题

我们的情绪是一天天的色彩，从喜悦到忧愁，从平静到焦虑，经常会有变化。孩子的情绪也会有波动，当我们观察孩子时，如何判断他们的情绪波动是否属于正常范畴?

（1）什么是情绪：情绪是一系列主观认知体验的总称，是多种感受、思想和体验的总称，是人们对外界环境、人际关系等周围事物和现象的一种内心感受。是人的生理和心理反应的自然表现。重要的是要认识到，情绪本身并无好坏之分，它们是人类体验的自然部分，是心理健康的组成要素。

（2）情绪和行为的区别：尽管情绪没有好坏之分，但情绪所驱动的行为却有对错之别。例如，一个孩子在愤怒时扔东西，这种行为就是不恰当的。行为可能产生不良后果，这些后果是可以判断的。我们无法消除情绪，但我们可以设定行为的界限，并教孩子如何管理情绪，从而引导他们的行为。

（3）如何早期识别儿童情绪问题：早期识别儿童的情绪问题是关键。如果孩子长时间无法自我调节情绪，或经常出现躯体症状如心悸、呼吸急促、口干、头晕、面红、出汗、尿频、恶心、腹痛等，而内科检查未发现器质性问题，这可能是情绪问题的信号。此外，如果孩子有认知问题如注意力不集中、思维混乱、过分敏感或自我伤害的行为，这些也都需要引起我们的注意。

（4）如何应对青少年情绪问题：面对儿童的情绪问题，家长和教育者需要给予足够的重视。倾听和理解孩子的感受，避免简单的教训和批评。儿童情绪障碍是常见的心理健康问题，具有多样性和明显的年龄相关特征，因此在不同年龄阶段会有不同的表现，这也增加了诊断的难度，需要家长加强关注，细心观察。

（5）何时需要就医：当儿童的情绪不稳定，持续时间较长，或者伴随着反复出现的躯体症状，且经过检查排除了器质性疾病，那么就应该考虑情绪障碍的可能性，并及时寻求专业医疗帮助。早期诊断和干预是关键，可以有效地帮助孩子恢复情绪平静，促进他们的整体健康发展。

（沈　玲）

13. 如何应对孩子的情绪问题

在孩子成长的过程中，他们会展现出各种情绪反应，而家长的应对方式对孩子的心理发展至关重要。尤其是当孩子表现出紧张、焦虑的情绪时，父母应该采取何种策略来帮助他们呢？

（1）以身作则，树立榜样：“妈妈的情绪决定孩子的未来”这句话揭示了父母情绪对孩子影响的重要性。父母在遇到问题时保持冷静并积极应对，会潜移默化地教会孩子如何面对挑战。相反，遇事过度情绪化则会失去教育孩子情绪管理的机会。因此，维持情绪稳定是父母帮助孩子的首要步骤。

（2）及时识别儿童的情绪：孩子的情绪通常表现得非常直接，例如大哭、尖叫或发脾气，这并不总是不听话，可能是他们内心混乱的信号。父母应学习倾听孩子的心声，引导他们识别和表达自己的情绪，如生气、愤怒或委屈。如果孩子不愿说话，不要强迫，也不要急于给出建议。在保证安全的前提下，给孩子一些时间和空间自我调整，但如果孩子表现出伤人或自伤的行为，则需要及时干预。制止孩子的行为保证自己和他人的安全的情况下再进行安抚。

（3）接纳并积极地安抚：接纳孩子的情绪，让他们知道在你面前表达真实的感受是安全的，不会遭到拒绝或排斥。当孩子表达恐惧时，不要轻视他们的感受，而是肯定他们的感受，并提供拥抱或陪伴来安抚他们。等到孩子情绪稳定后，向他们解释情绪的价值，比如恐惧、焦虑的情绪提醒我们要谨慎行事，可以更好地保护自己。

（4）转换想法：情绪往往是由个人的想法所驱动的。教育孩子以积极的心态看待事情。例如同学踩了我一脚，不一定是故意的，可能是因为太拥挤了，不小心。想法不同产生的情绪也不一样。所以教会孩子怀着慈悲的心看待他人，学会理解他人，对人宽容，可以避免一些负性情绪的产生。

（5）何时需要就医：如果经过上述方法后，孩子的情绪问题仍未缓解，持续时间较长，并对日常生活产生显著影响，那么应及时寻求专业医疗帮助。专业的心理健康服务能够提供针对性的干预，帮助孩子恢复情绪平衡，促进其健康成长。

（沈　玲）

14. 习惯性交叉擦腿是怎么回事

在育儿的过程中，家长可能会注意到孩子在安静时刻出现两腿交叉用力或者触摸外生殖器的行为，这种情况是病理性的吗？如何干预？

（1）什么是习惯性交叉擦腿：习惯性交叉擦腿是指儿童通过反复用手或其他物体摩擦外生殖器的行为。这一行为可能是孩子在探索自我身体的过程中偶然发现的，并因为感到了某种舒适感而重复进行。

（2）常见表现：不同年龄的儿童，表现形式不同。婴幼儿在家长怀抱中交叉摩擦双腿，或用被子、枕头等物品挤压外生殖器，年长儿可能直接用手触碰或骑跨于硬物上，可能会出现面部潮红、紧张表情、凝视、轻度出汗，呼吸急促，之后感到困倦并逐渐睡觉。女孩可能伴有外阴充血，男孩则可能出现阴茎勃起。若父母强行制止可能会遭遇孩子的不满和反抗。

（3）常见原因

1）生理刺激：外阴炎症、湿疹、包皮过长、包茎、蛲虫感染或不适宜的衣物可能导致外阴部位不适，孩子通过摩擦寻求缓解。

2）心理因素：家庭氛围紧张、缺乏父母关爱、感情上的不满足等心理因素可能促使孩子通过自我刺激来寻找安慰。

3）环境影响：对年长儿童而言，不适宜的视觉内容，如黄色录像或影视剧中的暧昧场景，也可能是影响因素之一。

（4）如何应对：首先应排除躯体疾病，如外阴湿疹、尿路感染等，也需要与其他疾病如癫痫区分开来。在此基础上，父母应保持冷静，尽量忽视问题行为，通过其他活动转移注意力，避免过度反应，以免孩子错误地将这种行为视为吸引父母关注的手段。

同时，父母应多给予孩子情感上的关怀和温暖，与孩子建立密切的联系，避免孩子长时间处于孤独状态。培养孩子的广泛兴趣，鼓励户外活动，以有效的陪伴转移孩子的注意力。在睡前，不宜过早让孩子上床，应等到孩子真正感到困倦时才让他们上床，而一旦醒来，应立即起床，减少床上逗留的时间。

（5）何时需要就医：如果经过家庭处理后，孩子的行为仍然频繁出现，并对孩子的日常生活造成影响，建议家长及时带孩子就医。医生可能会提供更专业的评估和建议，包括心理咨询或行为疗法，以帮助孩子克服这一行为。

（沈 玲，张郦君）

15. 分离焦虑是怎么回事

分离焦虑，这个术语可能会让家长们立刻想到开学季时幼儿园门口那些不愿与父母分开、哭泣不止的小朋友们。对于许多家庭而言，这种场景是既熟悉又令人心疼的。有些孩子即便过了一个月，仍旧无法适应分离，这对家长来说无疑是一个挑战。

（1）分离焦虑是什么：分离焦虑是指个体离开熟悉的环境或与依恋对象（通常是父母或其他家庭成员及照料者）而产生的与年龄不适当的、过度的、损害行为能力的害怕或焦虑。6~12 月龄的患病率估计为 4%，随着年龄的增长患病率呈下降趋势。

（2）分离焦虑的常见表现有哪些：初次入园的儿童在面对新环境时，多少都会表现出一些焦虑的情绪，如入学时哭泣，试图回避上学等。然而，大多数孩子在一段时间的适应后，会感觉到幼儿园是一个安全的环境，他们的焦虑症状也就随之消散。

然而，严重的分离焦虑可能表现为孩子在分离前就开始担心依恋对象可能遭遇伤害或不会返回。他们可能害怕在依恋对象不在身边时迷路、被绑架或受到伤害，甚至担心自己再也见不到亲人。在离别时，孩子可能会出现头痛、恶心、呕吐等躯体症状，或因害怕分离而拒绝上学。在分离时或之后，孩子可能会过度焦虑、烦躁、哭喊、发脾气、感到痛苦、变得淡漠或退缩。有些孩子在没有依恋对象陪同的情况下不敢外出，晚上没有依恋对象陪伴则不敢入睡，可能会反复做噩梦。

（3）分离焦虑需要治疗吗：大多数即将入园的幼儿都会表现出一些分离焦虑的症状。家长应在孩子入园前就开始准备，通过沟通帮助孩子了解新环境，建立对幼儿园的积极期待。当孩子在入园后出现焦虑情绪时，家长应表达对孩子情绪的理解，接纳并肯定孩子的感受。同时，鼓励孩子与同伴互动，参与集体活动，帮助他们逐渐适应集体生活。家长也需调整自己的心态，接纳孩子的情绪，避免受到孩子情绪的影响。

（4）何时需要就医：如果孩子的分离焦虑持续时间较长，且症状严重到影响了日常生活，家长应尽早带孩子就医。早期的专业干预可以帮助孩子更好地管理和克服焦虑，减轻其对家庭和学校生活的影响。通过专业的评估和治疗，孩子可以获得必要的支持，家长也能学习到有效应对策略，共同帮助孩子度过这个阶段。

（沈　玲）

16. 抽动症是怎么回事

生活中我们经常发现有些孩子不自主地咳个不停，频繁地眨眼睛，做鬼脸，控制不住却又查不到明确病因，这到底是怎么回事？

（1）什么是抽动症：抽动症是以不自主的、反复的、快速的、无目的的一个或多个部位的运动抽动和/或发声抽动为主要特征的一组综合征。起病于儿童或青少年时期（3~15岁），男性较女性多，比例为（3~4）：1。

（2）抽动症会有什么样的表现

1）运动性抽动：由躯体某些部位的单一抽动，到多个部位或肢体的复杂复合抽动。通常从头面部开始，例如眨眼、摇头、努嘴、弄鼻、皱眉、点头、仰头、伸舌头、舔嘴唇等行为，逐渐转向肩颈部、四肢、躯干部，例如耸肩、斜颈、搓手、踢腿、收腹等。

2）发声性抽动：一般较运动性抽动出现晚，表现为类似动物的叫声、哼声、清嗓子、擤鼻子、吐痰、咳嗽等，也可以是重复性语言或无意义、模仿语言或秽语。

3）感觉性抽动：一般出现在上述两种运动之前，孩子经常说有身体不舒服，例如眼睛痒、鼻子痒、嗓子不舒服等进而出现抽动症状。

（3）抽动症分为哪些类型：一般根据症状表现和持续时间长短可分为短暂性抽动，慢性运动/发声抽动障碍、抽动秽语综合征（Tourette 综合征）。

（4）抽动症状长大就好了吗：抽动症症状常常是缓慢进展，症状时好时坏、起伏波动，新旧症状轮番交替或重叠，短暂性抽动，可能持续一段时间自行缓解，一部分患者有可能变成慢性持续性病程，需要积极治疗，多数儿童可正常学习生活。

（5）家长怎么做：开始出现抽动症状时，家长不要以为是孩子调皮捣蛋就一味地指责说教，不要过度关注抽动症状，要细心观察，引导孩子合理安排作息，减少电子产品使用，健康饮食，适当减轻生活及学习压力，及时疏导不良情绪，培养积极乐观心态，耐心等待症状消失。

（6）何时需要就医：如孩子抽动症状持续时间较长无好转迹象，症状较重较复杂，甚至伴随有情绪和行为问题，需要及时就医治疗。

（沈 玲）

17. 发育迟缓如何早发现

儿童脑的发育正常与否可以从其行为发育如运动（粗大/精细）、语言、认知、个人-社会及日常活动能力这几大方面进行判断，在相同年龄阶段的儿童大部分会出现相同的“标志性”行为，也称为“里程碑”。

（1）哪些情况需要考虑发育迟缓：如果在某一年龄段没有出现相应的行为，则可能意味着这方面发育有落后。如果儿童在两个及以上发育领域中出现明显迟缓，则称之为全面发育迟缓。重度全面发育迟缓日后很可能会发展成智力障碍。儿童年龄越小，神经系统的可塑性越强，能力落后的孩子若能及时给予针对性的干预措施可以得到更大程度的改善。

（2）全面发育迟缓的早期表现

1）超过 2 月龄对声音缺乏反应，又常被误诊为耳聋。

2）视觉功能发育不良，超过 3 月龄还不注视周围，常被误诊为盲。

3）超过 4 月龄还未出现微笑，不注意别人说话，伴有运动发育落后。

4）吞咽和咀嚼能力差，以致喂养困难，当给固体食物时，出现吞咽障碍并可引起呕吐。

5）6 月龄后，注视手的动作持续存在。

6）1 岁后在扶着走的时候双腿呈剪刀样步态。

7）用口的动作持续存在，有时到 1 岁半后还常将积木等玩具放进口中。

8）1 岁半后还常乱扔东西，没兴趣玩玩具。

9）1 岁半后还流涎。

10）清醒时常出现磨牙动作。

11）需反复或持续刺激后才能引起啼哭，有时哭声无力。经常发喉音，哭声尖锐或呈尖叫。哭声无正常的音调变化。

12）缺乏兴趣及精神不集中是两个很重要的特点。缺乏兴趣表现在对周围事物无兴趣，对玩具兴趣也很短暂，反应迟钝。

13）婴儿期常表现为多睡和无目的的多动。

在婴幼儿期宜及早将发育迟缓儿童从正常人群中筛查出来，并开展早期干预治疗，最大程度地发挥脑的潜能，从而达到改善远期预后的目的。所以，如发现有上述情况或察觉孩子在某些方面明显落后于同龄儿童，应尽早带孩子向专科医生咨询及进行详细的智能评估检查。

（沈 玲，陆啸云）

18. 孤独症谱系障碍如何早发现

有一类孩子“与众不同”，他们喜欢沉浸在自己的世界里，固执地做自己喜欢但他人看来很奇怪的事情，难以融入他人，他们常被称为“来自星星的孩子”，即“孤独症”，或“自闭症”。这类孩子一般从 1 岁半左右甚至更早一些，就表现出和其他儿童不一样，但是却又常常被家长所忽视，导致就诊的时间比较晚，影响早期干预。如何早期发现呢？

（1）一般来讲，孤独症谱系障碍儿童有 5 种行为标记，常被简称“五不”行为，为其早期发现预警征象：

1）不（少）看：目光总是不与人对视，或者很少与人对视，严重的对亲人也经常视而不见，有的即使可以对话，但是面对面注视仍然不正常。

2）不（少）听：叫名字无反应或少反应，不理睬人，不能用眼神和他人共同关注其他事物或事件。

3）不（少）指：缺乏恰当的肢体动作，不（少）用手指物，不会用身体语言和手势表达自己的想法。对于食指指物、点头、摇头等肢体语言使用频率较低或者不使用。

4）不（少）语：不会咿呀作语，多数患儿言语发育延迟或者言语少，通常到 2~3 岁仍然不开口，严重病例几乎终生不语，或者表现为语言倒退。

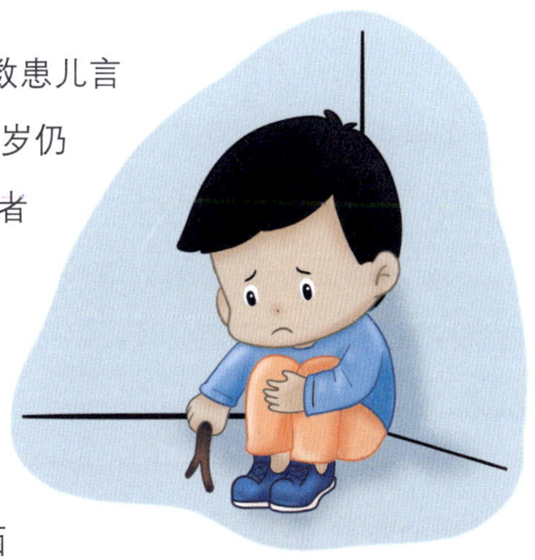

5）不当（行为）：兴趣狭窄、行为刻板重复，如着迷于旋转盖子、反复闻某种味道、玩弄开关、单调地摆放排列玩具和积木、特别依恋某一种东西

（如绳子、瓶盖等），反复听一首音乐或者某一段单调重复的声音。

（2）何时需要就医：上述早期行为识别标志尚不能构成孤独症诊断，无论家长还是儿科医师根据以上所列早期标志之一疑诊孤独症谱系障碍，务必要到精神心理专科或发育行专科进行全面的观察和评估，进行进一步明确诊断，并获得早期指导干预。

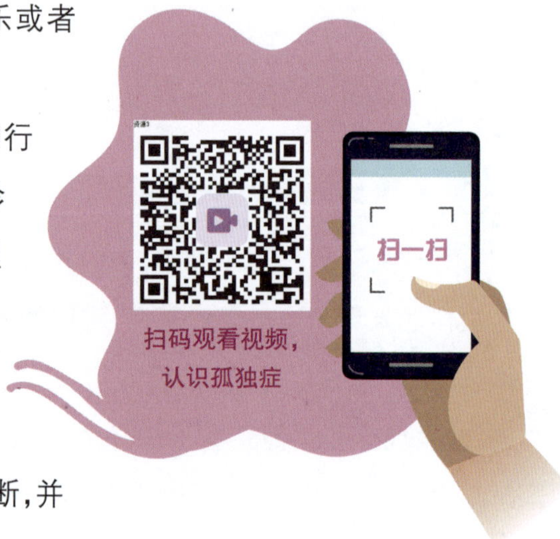

（沈 玲，季忆婷）

19. 注意缺陷多动障碍如何早发现

注意缺陷多动障碍（attention deficit and hyperactive disorder，ADHD）俗称“多动症”，其主要特征是与发育水平不相称的注意力不集中和/或多动冲动。很多人认为孩子天生就活泼好动，所以经常忽视这个问题，进而导致孩子的学习或日常生活及人际关系受到影响。那么如何去早期识别呢？

（1）重点关注高危人群

1）多动症具有一定的遗传倾向：如果孩子的父母、兄弟姐妹或其他近亲中有确诊的多动症病例，那么这些孩子将被视为高危人群，需要特别监测。

2）母孕期及出生时风险因素：孕期母亲的疾病、中毒、感染，以及孩子出生时的窒息、缺氧、早产等情况，都可能增加 ADHD 的风险。

3）其他不良环境因素：家庭不和、父母冲突、离异或教养方式不当，以及过度接触铅、不健康饮食、长时间使用电子产品等，都是需要警惕的环境风险因素。

（2）症状的早期识别：ADHD 的症状并非单一，而是多样化的，且随年龄阶段而有所不同：

1）学龄前期的儿童：容易转移注意力，上课或者听别人讲话时似听非听；过分喧闹和捣乱，扰乱课堂秩序，或无法接受幼儿园教育；明显的攻击行为，经常跟同伴发生冲突，抢夺玩具，难以管理。

2）学龄期儿童：上课或完成学习任务时容易转移注意力，不能集中；不能完成指定的任务；烦躁，易怒，坐立不安，走来走去；过多的语言、插嘴，话多，自制力差；没有耐心，难以等待按顺序做事情；言语轻率；做事粗心大意，丢三落四。

3）青少年期：经常不能完成作业，或者完成任务时不能专注，容易转移注意力；主观上有不安宁的感觉；自制力差，经常参与危险性活动；有些会伴有情绪问题烦躁易怒，易冲动等。

（3）何时需要就医：除了以上症状，还要考虑到症状持续的时间，尤其是婴幼儿期就是难养型气质更加需要早期就诊明确，注意缺陷型患儿往往被发现得晚，但是如症状持续 6 个月以上并且对孩子的生活、学习产生影响，也需要及时到专科就诊，进行系统的检查及评估后明确，以便早期发现，早期干预。

（沈　玲）

20. 注意缺陷多动障碍如何家庭管理

注意缺陷多动障碍如得不到规范治疗可对家庭关系、学习、生活技能、社会交往活动等方面产生影响。因此，早期治疗至关重要。ADHD 需要进行综合治疗，除了药物治疗，行为治疗也非常重要。那么 ADHD 该如何进行家庭管理呢？

（1）给孩子更多的即时反馈

1）对于恰当的行为表现，应有明确且具体的表扬或赞美，不仅仅总是夸孩子“棒！”“好！”可以给予小童拥抱、拍肩、握手等肢体接触；大童可用奖励星星、积分等方法。不管是何种形式的反馈，家长越快做出反应，改变行为的效果越好。

2）当发现孩子不恰当行为时，应及时温和而坚定地指出孩子的错误，并告知错在哪里、然后取消之前的约定或者减少积分。

（2）学会外化时间、拼接时间

1）外化时间：把时间用外化物（时间提醒装置）具象表现出来，诸如计时器、闹钟，可以更好地帮助 ADHD 的孩了培养时间观念。

2）拼接时间：可以把某个任务分成若干个小任务，每完成一个小任务，给予一次休息或奖励。小任务的设置要依据孩子能接受的实际情况。可以先和孩子商量好再开始实施，一完成后及时给予奖励。

（3）施加更大、更有力的影响：ADHD 的孩子，相对其他孩子来说，常常存在“自我激励不足”“自控缺失”。因此需要更显著、更有影响力的奖励来刺激他们更好地完成任务。家长们可以使用安抚、小权利、零食、玩具或积分等各种各样的对孩子有吸引力的奖励，精神奖励与物质奖励相结合，且经常变化奖励方式。

（4）在惩罚前给予奖励：如果一出现问题行为家长就批评惩罚，常常会让孩子反感，甚至逆反、对抗。所以出现问题行为时，不要立刻惩罚，可以先找找这个行为有没有积极的部分，对于这部分先给予肯定；然后再指出不恰当的行为并实施惩罚。一般建议每给予2~3次奖励或者表扬，给予1次惩罚。

（5）何时需要就医：若经过上述家庭干预方法，问题仍无法得到改善，且对学习、家庭生活、社会交往活动等方面产生持续负面影响，则需要带孩子到医院寻求专业医生的帮助。

（沈 玲，陆啸云）

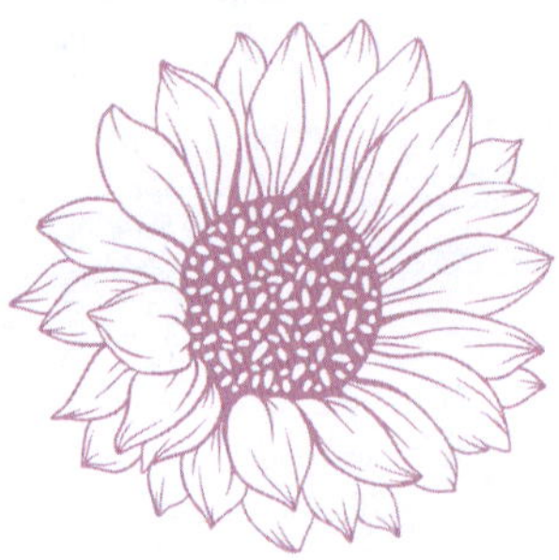

第五章

症状识别与预防保健

1. 孩子的常见病护理原则有哪些

常言道孩子没啥大毛病，无非就是咳嗽发热拉肚子，所以，家长们能够居家早期发现对症处理，可以让孩子少遭罪，家长少担心。

(1) 呼吸感染

1) 呼吸道感染的常见表现：无论是普通感冒还是流行性感冒，症状都包括鼻塞、流涕、嗓子痛、全身乏力以及发热。在发病初期，孩子可能会出现吃不下、睡不着、脾气大、爱哭闹等症状，但一般不会持续太长时间。3~5天，最多一周会出现咳嗽、流涕、发热等症状，在这个阶段，家长需要耐心等待，让孩子自身抵抗力去抵抗疾病。

2) 在应对呼吸道感染时，家长需要注意以下几点：不要强迫孩子进食，吃些清淡的小菜、白粥；不要过度捂热孩子；勤观察孩子的体温和精神状态，如有剧烈的哭闹或者沉睡不醒的情况应及时就医；勤喝水，多喝水；在没有医生的指导情况下，不要随意使用抗生素。

3) 哪些情况需要就医：对于急性起病的病例，体温高于38.5℃，此时应立即进行药物降温，并观察孩子的精神状态，如果精神状态不好，应及时就医。如果病程过长，病情没有明显好转，也应及时就医。

(2) 消化道疾病

1) 消化道感染常见症状：一般表现为上吐下泻，可能伴有腹痛。

2）消化道感染家庭护理注意点：如果孩子出现呕吐，可以让孩子先空腹4小时，然后喝少量水，观察15分钟无吐或不适表现后，可以逐渐增加喝水量，然后吃些白粥或益生菌。如果孩子情况良好可以先在家中通过口服补液盐来预防脱水。

（3）何时需要就医：如果在家中处理后呕吐症状仍未缓解，且孩子精神状态不好，需要及时就医。如果伴有剧烈哭闹，很难哄好，应立刻急诊就医。对于腹泻的孩子，如果已经出现明显脱水表现或是精神不好、有严重呕吐等情况，应及时到医院就诊。

（张郦君，陈 艳）

2. 宝宝口臭怎么办

家长常会发现不管是吃奶的，还是已经正常吃饭的宝宝，只要是萌牙了，经常有口臭的问题，今天就分析一下宝宝口臭的常见原因及应对方案。

（1）宝宝口臭的原因

1）口腔问题

口腔炎症：各类病毒或者细菌导致的口腔炎、口腔溃疡等。

口腔不卫生：如有较多龋齿，若不及时刷牙或者漱口，时间一长，裂隙中食物残渣与细菌代谢产物混合，就会产生口臭。

2）饮食不当：喂养或者饮食不当是最容易引发口臭的原因。宝宝年龄越小，消化器官发育越不完善，消化液分泌不足，酶的功能也不完善。如果吃了不恰当的食物或者长期严重挑食偏食，进食过多生冷或不易消化的食物可导致胃肠功能紊乱，也会出现口臭，同时还可能伴随腹胀、呕吐或腹泻等其他症状。

3）胃肠道疾病：如各种病毒或者细菌导致的肠道炎症、幽门螺杆菌感染引起的胃炎，这些胃肠道感染除了会出现相应的腹泻、腹痛等胃肠道症状，常常也会伴随口臭，如果炎症治疗好转，口臭的症状也会相应改善。

4）其他：宝宝由于各种原因，长期过度使用抗生素等药物，导致胃肠道菌群失调，也会造成口臭。

（2）如何预防宝宝口臭

1）保持餐具卫生：宝宝的奶瓶、餐具要经常清洗消毒。母乳喂养的妈妈乳头要保持清洁。

2）养成良好的饮食习惯：饮食要有规律，避免暴饮暴食或者挑食偏食，荤素搭配，多吃新鲜的水果和蔬菜，饮食尽量清淡，少吃辛辣油腻食物，尽量不吃生冷食物或者零食、饮料等。

3）注意口腔卫生：从小帮助宝宝养成良好的口腔卫生习惯，食后漱口、早晚刷牙，若发现龋齿应尽早治疗。

（张郦君，陆啸云）

3. 宝宝流口水怎么办

流口水在医学上称为“流涎”或“唾液增多”，宝宝流口水是阶段性现象，有一定的规律性。

（1）0~3 月龄以内：口水相对较少。刚出生的宝宝的口水仅足够湿润口腔黏膜，此时宝宝只喝奶，对唾液腺的刺激小，唾液腺分泌量很少，所以新生儿很少流口水。3 月龄后口水的量才会明显增加。

（2）4~6 月龄：开始流口水。添加米粉等淀粉类辅食，会刺激唾液腺分泌，5~6 月龄时唾液分泌明显增多，当孩子高兴、嬉笑或专注时张着嘴巴，口水就会不自主地流出来。另外，宝宝喜欢将手指、安抚奶嘴、其他物品放入嘴里，这样也会刺激唾液腺分泌，使口水增多。

（3）7~18月龄：口水旺盛。口水流得最频繁的时期，恰好处在宝宝的萌牙期。乳牙萌出时顶破牙龈，会引起牙龈组织轻度肿胀不适，刺激牙龈上的神经，从而激发唾液腺分泌增加。

（4）2岁之前：停止流口水。随着宝宝年龄稍长、吞咽能力及嘴唇闭合能力增强、牙齿逐渐萌芽、口腔容积深度逐渐增加后，大部分宝宝在两岁前，会逐渐停止流口水。但也有些宝宝两岁后还是不断地流口水。

（5）口腔护理。唾液中含有消化酶和其他物质，会对皮肤产生刺激，加之口水浸泡，会导致口周皮肤发红、湿疹、糜烂等，所以要保持皮肤干燥、注意护理，以防发生皮肤炎症。

1）平时用柔软质松敷料垫在颈部接纳吸收口水，并经常更换。

2）经常用温水清洗面部、下颌部及颈部，拍干或纸巾吸干皮肤表面水分。

3）局部选择成分单一的润肤霜涂抹。

（6）何时需要就医

1）流口水较多且伴有口角破溃发炎，很有可能是患上了口角炎，从而引发流口水。

2）流口水较多且伴有口腔黏膜充血或溃烂，拒食、烦躁等，很有可能是患上了口腔炎，从而引发流口水。

3）流口水较多且咀嚼能力欠佳，很有可能是由于口周、面部等肌肉力量不足或肌张力异常导致流口水。

4）流口水较多且伴有舌头不灵活（舌外伸不充分、不能左右舔嘴角、不能舔上嘴唇、不能弹舌），可能要关注舌系带是否异常。

5）流口水较多且伴有全面发育落后，有可能存在脑神经系统发育不全而导致流口水。

（张郦君）

4. 宝宝出汗多怎么办

不管是夏天还是冬天，很多宝宝总是出汗很多，吃奶、睡觉时出汗更多，整个娃娃像是浸在了水里，究竟是闷热还是生病了？我们一起来了解一下“出汗”这件事。

（1）宝宝为什么容易出汗：“出汗”是一种生理现象。人的机体通过出汗散发热量，来维持体温的正常。出汗过多即“多汗”，中医称“自汗”“盗汗”。宝宝们皮肤含水量大，皮肤表层微血管多，并且活动量相对较大，新陈代谢相对旺盛，通过皮肤蒸发的水分也多，另外，由于汗腺的分泌是受植物神经来调节的，越小的宝宝，神经调节功能越差，在晚上睡眠时，植物神经不能调节到抑制状态，所以很多宝宝刚入睡时很容易出汗。

（2）怎样的情况是正常出汗呢：大多数宝宝出汗属于正常现象，常见的原因有：

1）外部温度高：如气候炎热或室内空调温度被调得过高。

2）宝宝代谢旺盛，活泼好动。

3）宝宝衣服穿得过多或晚上被子盖得太厚。

4）给宝宝吃热奶（尤其是在睡前）或其他饮食（如吃了辛辣刺激性的食物）也会导致出汗过多。

（3）什么样的情况是异常出汗

1）儿童肥胖症：胖胖的孩子常常一动就满头大汗，还需要至专科排除肥胖相关的其他疾病可能。

2）佝偻病：病理性多汗在儿童中常见的问题就是维生素 D 缺乏性佝偻病。佝偻病患者除了多汗，常常还会有其他表现（如夜啼、易激惹、方颅等），需至儿童保健科诊治。

3）心肺疾病：先天性心脏病、严重肺炎等患儿也常常会大量出汗。

4）结核病：患有结核病的宝宝常常夜间“盗汗”，同时有午后低热、消瘦等以及其他临床表现。

5）低血糖：饥饿空腹时，表现出面色苍白，出冷汗，四肢发冷，此时需要考虑低血糖症。

6）药物性多汗：如吃退热药过后，常引起大量出汗。

7）某些急慢性感染性疾病：通常还有其他有关的症状，需请专科医生甄别。

（4）宝宝出汗太多家长在家可以怎样做

1）保证室温合适；

2）不要给小宝宝穿或盖太多，适度增减衣服；

3）保持皮肤清洁干爽；宝宝出汗多时，要及时擦干，及时更换干净衣物，清水清洁皮肤；

4）多补水；

5）加强营养，合理膳食；荤素搭配、饮食清淡，多吃绿色蔬菜和新鲜水果；

6）注意锻炼身体，增强体质。

（5）何时需要就医：宝宝出汗多，非常常见，父母不必慌乱，如果是生理性多汗，排除上述的因素后出汗明显减少即可。若是病理性多汗，通常会有其他疾病的表现，专科医生需要结合病史、检查，做出诊断后才能针对治疗。父母更不能妄自揣测、私自用药或者补品，如果找不到原因，还需要寻求医生的帮助。

（张郦君，巫　瑛）

5. 宝宝湿疹怎么办

对于许多新手父母来说，宝宝湿疹简直是心头大患。主要是因为湿疹容易反复发作，迁延难愈，给宝宝带来极大痛苦。婴儿湿疹不仅导致皮肤瘙痒难耐，还会影响宝宝的睡眠和生长发育。但是如果发生了湿疹该怎么办呢?

（1）什么是湿疹：湿疹是由多种内外因素引起的一种具有明显渗出倾向的炎症性皮肤病，伴有明显瘙痒，易复发。

（2）为什么宝宝会患湿疹：湿疹的病因目前尚不明确。机体内因包括免疫功能异常（如免疫失衡、免疫缺陷等）和系统性疾病（如内分泌疾病、营养障碍、慢性感染、肿瘤等）以及遗传性或获得性皮肤屏障功能障碍。外因如，环境或食品中的过敏原、刺激原、微生物、环境温度或湿度变化、日晒等均可以引发或加重湿疹。社会心理因素如紧张焦虑也可诱发或加重本病。

（3）湿疹是什么样的表现：在儿童中，湿疹好发于面部和头皮，以脸颊部、前额和口周最为多见，严重时可波及四肢和躯干等。皮疹常表现为局部皮肤发红、脱皮，红色小疙瘩，有时有小水疱，严重时会出现皮肤红肿、糜烂和结痂，慢性湿疹有可能导致皮肤变厚、色素沉着、干燥等。

（4）湿疹了怎么做

1）穿衣：湿疹宝宝的衣服要柔软、无刺激，以 100% 纯棉为佳，要透气，不能太紧，避免装饰物等；颜色上以本色或浅色为宜；同时过热和出汗会加重湿疹痒感，需要适度穿衣。

2）食物：日常生活中家长需要多观察，发现孩子吃了什么食物，有皮肤过敏反应，就需要严格规避该种食物，包括这种食材做的其他食物。牛奶过敏的宝宝，可以在医生指导下选择低敏水解配方奶粉（氨基酸配方或深度水解蛋白配方）。对于 6 个月以内的小宝宝来说，尽量坚持纯母乳喂养（乳母可能也需要在医生的指导下避免牛奶等食物摄入)。

3) 洗澡:给湿疹宝宝洗澡可以让宝宝皮肤清洁、补充水分,但是需要注意以下几点:每次洗澡时间不宜过长:10~15 分钟之内水温 35~37℃为宜尽量不要用沐浴露等洗浴用品洗完澡用柔软的毛巾“沾”干,不要用力“擦”;洗澡后需及时(3 分钟之内)涂抹保湿润肤品(润肤霜或乳液),如果需要涂湿药,应涂在润肤剂之前。

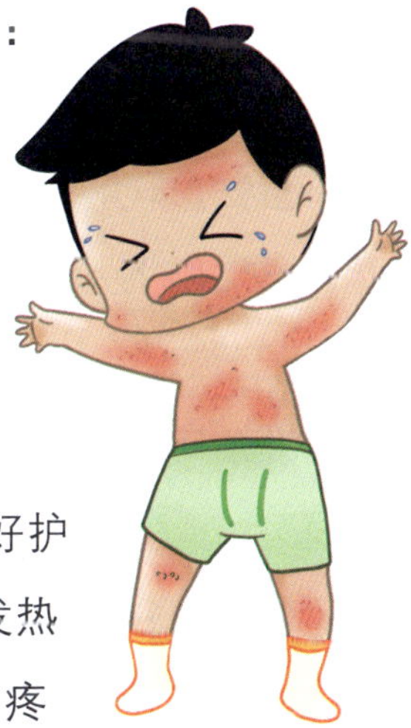

(5) 何时需要就医:宝宝湿疹发生时,先居家做好护理工作,当宝宝湿疹没有好转甚至严重时;或者伴有发热或感染的症状(如皮肤起水疱、扩散性红斑、黄色痂皮、疼痛、液体渗出等),这时候就要去医院看皮肤科医生。

(张郦君,蒋志颖)

6. 宝宝脸上长白斑怎么办

多种皮肤病都可引起脸部白斑,而不同皮肤病所引起的白斑在形态和发病机制上也是有差别的。

(1) 常见皮疹类型

1) 白色糠疹:也叫单纯糠疹,是儿童最常见的一种表现为面部白斑的皮肤病,其发病机制尚不清楚,特应性体质、干燥及日光照射都可以诱发。

2) 花斑糠疹:俗称汗斑,是由马拉色菌感染表皮角质层引起的一种表浅真菌病,婴幼儿多发生在面部,可以表现为色素减退斑(白斑)或色素沉着斑(褐色或咖啡色)。

3）白癜风：是一种后天性色素脱失皮肤黏膜病，发病机制尚不清楚，目前多认为是与免疫功能异常有关。皮损常为乳白色，也可以是浅粉色，表面光滑无皮疹。

4）贫血痣：为一种先天局限性色素减退斑，为单个或多个圆形、卵圆形或不规则形状的浅色斑，一般单侧分布或局限在某一部位。出生后不久发生，之后白斑很少继续扩大，形状不变。

（2）白色糠疹如何治疗：白色糠疹多见于3~16岁的儿童，好发于脸部、上臂及躯干上部等部位，是儿童最常见的一种表现为面部白斑的皮肤病。白斑可以持续数月或者更长的时间，通常可以自行消退。

关于白色糠疹的病因至今尚不明确，宝宝营养不均衡、皮肤干燥、日光照射过多、肥皂等碱性清洁剂的使用都可能会诱发此病。针对这些诱发因素，家长们需要在日常生活中注意以下几个方面：

1）饮食上要注意营养均衡，荤素搭配，精粮粗粮搭配。少吃含有添加剂的零食，多吃新鲜蔬菜。如果宝宝存在消瘦、挑食或厌食等问题，应找儿保科医生进行饮食营养的评估和调理。

2）不要给宝宝使用成人的洗面奶、肥皂等清洁剂清洁脸部，宝宝用清水洗脸即可。平时可以经常涂抹儿童润肤露来保持皮肤的湿润度，避免过于干燥。

3）带宝宝户外活动时，避免长时间在太阳下暴晒，特别是夏天要做好皮肤的防护工作。

（3）何时需要就医：如果我们发现宝宝脸上长白斑，首先应咨询专业的皮肤科医生，鉴别病因后再对症治疗，而不要盲目买药给宝宝涂抹或口服。

（张郦君，陆啸云）

7. 宝宝指甲营养不良怎么办

家长经常不经意间发现孩子指甲不光滑，有些斑斑点点凹凸不平甚至有指甲分层的表现，这在医学上称之为甲营养不良，常见的有以下几种：

（1）点状白甲：点状白甲在儿童及婴幼儿中是比较常见的。白甲可以发生在正常人身上，也可以由指甲外伤、真菌感染、染色体遗传病或某些系统性疾病引起。

目前，孩子们的点状白点多数被认为是由于在玩耍过程中不当心把指甲磕碰损伤所致，随着指甲的生长，会在几周后逐渐消失。另外，也可能与某一阶段营养不均衡导致指甲局部石灰样变性有关。只要孩子生长发育正常，指甲的小白点在逐渐往指甲末端推移，最终白点消失，家长们则不用过度担心。

（2）甲分离：这种甲板与甲床自发性脱离的现象在医学上称为“甲分离”，一般可以累及一个或多个指甲。指甲刚开始分离的部位在甲根部（我们俗称“小月亮”的地方），随着指甲的生长，逐渐向指甲末端分离，分离的指甲变厚、颜色变浑浊。

这种脱甲现象多见于儿童手足口病后的1~2个月，与肠道病毒感染有关。由于手足口病主要由肠道病毒感染引起，病毒复制可能会造成甲母质活动的暂时停滞，引起甲板营养暂时性中断，从而出现甲板从甲根脱落的现象。通常脱落的指甲在手足口病痊愈后2~6个月内会逐渐被新生指甲所替代。

因此，如果宝宝在指甲脱落前的1~2个月内有手足口病或者疱疹性咽峡炎之类的肠道病毒感染史，那么这种脱甲很有可能就是疾病的后遗症，再过几个月新的指甲就会重新长出来，对宝宝的身体并无大碍。

（3）甲点凹：甲点凹指甲表面有很多针头大小的点状凹陷，很容易让人联想到妈妈干针线活儿时用的顶针箍，多见于银屑病、斑秃等疾病，也可由湿疹、真菌感染、慢性甲沟炎引起。因此，如果发现孩子们手指甲出现这样的情况，家长一定要带孩子到医院就诊明确病因，才能对症下药。

（张郦君，张小林）

8. 宝宝流鼻血怎么办

孩子偶尔流鼻血或者流量较少，家长一般也不会紧张，但是当频繁发生或者偶有一次流量较大时就会害怕。所以先了解孩子流鼻血的原因和常见的居家处理很有必要。

（1）宝宝为什么会流鼻血

1）鼻腔黏膜干燥：长期处于较干燥的环境中，或因饮食习惯和环境因素导致鼻腔黏膜干燥，从而容易充血和破裂。

2）鼻腔炎症：如鼻炎、鼻窦炎，可能会引起鼻腔毛细血管的扩张，同时因鼻痒或流鼻涕，使患者抠鼻子或揉鼻子，容易导致黏膜破损，引起出血。

3）鼻外伤：宝宝在玩耍中不小心撞到鼻子，或喜欢挖揉鼻子，导致局部血管或黏膜破裂，容易导致流鼻血。

4）鼻腔新生物：如鼻窦肿瘤、出血性息肉或鼻咽纤维血管瘤等，都有可能会引起鼻出血。

5）鼻腔解剖结构异常：如鼻中隔偏曲，双侧鼻腔的空间不对称，因此空气吸入鼻腔时会更多的作用在偏曲的鼻中隔上，导致该侧鼻中隔黏膜干燥、血管增生而易于出血。

6）凝血功能异常：主要是指凝血因子缺乏或功能异常所致的出血性疾

病，如血小板减少、血友病或长期服用抗凝药物，可表现为鼻出血，还可表现为内脏出血、牙龈出血及皮肤瘀斑等。

（2）如何进行止血

1）保持镇定。

2）让宝宝保持正确的坐姿或站姿，轻轻将其头向前倾，避免头向后仰，以免使鼻血流到喉咙引起呛咳甚至窒息。

3）用大拇指和食指轻轻捏住鼻翼并保持至少10分钟，期间不必经常松手检查流血是否停止。结束后放松按压，并保持安静。

4）若按压止血不奏效，可以把棉球或者纸巾搓揉成合适的大小，用冷水浸湿后塞进流血的鼻孔，然后再按压出血的鼻子。此填塞止血法不适用于明显外伤或者颅底出血者，以免引起感染。

（3）哪些情况需要就医

1）采取以上措施仍无法止血。

2）出血量大，出现面色苍白或身体虚弱。

3）咯出或呕出鲜血、咖啡色的物质。

4）流鼻血反复发生，或者伴有慢性鼻腔阻塞感。

（张郦君，陆啸云）

9. 宝宝感冒怎么办

感冒通常包括普通感冒和流行性感冒两大类。普通感冒由多种呼吸道病毒、支原体和少数细菌引起，其中鼻病毒最常见。流行性感冒则是由流感病毒引起的一种传染性强、传播速度快的急性呼吸道传染病。

(1)普通感冒和流行性感冒有何不同

1)普通感冒：症状一般较轻，以打喷嚏、鼻塞、流鼻涕、咳嗽为主，不发热或者出现低热(一般低于39℃)，并发症较少，病程一般一周左右。治疗上没有特效药，以对症处理为主。如果宝宝精神状态良好不一定要立即看医生，可先在家观察。多休息，摄入足够的液体，让宝宝尽可能舒服。

2)流行性感冒：全身症状较重，高热明显(一般高于38.5℃)，短时间内体温可快速上升，常伴有头痛、咽痛、肌肉酸痛、疲劳乏力及剧烈咳嗽。流感更容易出现并发症，如支气管炎、肺炎、鼻窦炎、中耳炎等。流感来势凶猛，一旦发现建议及时就医，发病早期使用抗流感病毒药物如奥司他韦，可以缩短病程、降低并发症的风险。

(2)哪些情况需要就医：普通感冒症状较轻，经过家庭对症护理，大部分宝宝就可以康复。但在发病初期往往症状不典型很难判断病情轻重，所以家长要密切观察宝宝的精神及呼吸状态，监测宝宝的体温。

对于3个月以内的小婴儿，建议只要发现有感冒的症状便及时就医，因小婴儿症状不典型，且病情进展快，容易出现并发症。3个月以上的宝宝，如果在家中发现下列情况建议要咨询儿科医生。

1)每次呼吸的时候出现鼻翼扇动，肋骨和胸骨之间及周围的皮肤凹陷，呼吸急促或者存在任何一种呼吸困难。

2)体温超过38.9℃。

3)嘴唇或者手指甲甲床发青。

4)咳嗽不止，超过一周不缓解。

5)宝宝诉耳朵疼痛，或者小婴儿持续激惹、哭闹。

6)鼻腔分泌的黏液10~14天后仍然存在。

7)与以往相比，宝宝过度嗜睡或者脾气暴躁。

(张郦君，陆啸云)

10. 宝宝发热怎么办

发热是儿童常见的症状，是儿科门急诊医护人员最常遇到的主诉之一。宝宝发热了该怎么办也是家长们十分关心的问题。

（1）什么是发热：发热是指机体在致热原作用下或各种原因引起体温调节中枢功能障碍时，体温升高超出正常范围。临床工作中通常采用腋温≥37.5℃或肛温≥38℃定义为发热。临床上按照体温高低将发热分为 4 类。以腋温为准，37.5~38.0℃为低热，38.1~38.9℃为中度发热，39.0~40.9℃为高热，≥41.0℃为超高热。

（2）发热后如何进行降温处理

1）解热镇痛药：2 月龄以下儿童发热禁用任何解热镇痛药。2 月龄以上儿童体温≥38.2℃伴明显不适时，可采用药物退热。其中 2 月龄以上儿童发热需要药物退热时推荐对乙酰氨基酚，6 个月以上儿童推荐使用对乙酰氨基酚或布洛芬退热，两次用药之间应间隔 4~6 小时以上。不推荐对乙酰氨基酚与布洛芬联合使用或交替使用。

2）物理降温：包括温水外敷额头、温水浴、减少穿着的衣物、退热贴、降低室内温度等。需要注意的是，虽然在药物退热基础上联合温水擦浴短时间内退热效果更好些，但会明显增加患儿不适感，因此指南不推荐使用温水擦浴退热，更不推荐冰水或乙醇擦浴方法退热。

（3）何时需要就医：儿童发热时，若仅表现为单纯的体温升高、皮肤口唇颜色正常、黏膜湿润、神志清醒、哭声有力、热退后精神反应良好，无明显感染病灶、无其他伴随症状、无呼吸急促，可以暂时不去医院，在家观察处理，同时可予以多饮水、温水浴、减少衣物、降低环境温度等物理方法退热，监测体温变化，必要时予解热镇痛药。

一旦出现以下任意一种情况应立即前往医院进行诊治：

1）儿童年龄 <3 月龄。

2）发热超过 3 天。

3）发热前到达过疫源地或怀疑有疫区接触史。

4）无法进食和饮水，或伴有呕吐和比较严重腹泻。

5）出现按压不褪色的皮疹。

6）面色苍白或灰暗或发绀、皮肤花纹、神志不清或反应很差。

7）肢体活动障碍、持续疼痛或哭闹不止。

8）呼吸急促、心动过速、持续高热不退（>39℃）。

9）有热性惊厥史。

10）抽搐、已诊断为免疫缺陷病或血液病等。

（张郦君，陆啸云）

11. 宝宝腹泻怎么办

腹泻是儿童时期的一种常见病，如果腹泻发生时积极对症处理，把好喂养关和护理关，大部分宝宝可以自愈。

（1）科学喂养：除了伴随有严重呕吐症状的宝宝需暂时禁食 4~6 小时，一般情况下都应该继续喂养。由于腹泻后容易继发乳糖不耐受，可在专科医生的指导下在母乳或配方奶中加入乳糖酶治疗，或者更换无乳糖奶粉喂养，待腹泻症状好转再逐步转换成原来的配方奶粉。已添加辅食的宝宝在腹泻期间暂不添加新的辅食，可继续吃已经习惯且易消化的食物如粥、面条及蛋等，避免摄入过多高糖食物以及含粗纤维的蔬菜，这些食物可能会加重腹泻。

（2）预防脱水：宝宝腹泻发生后，如不及时处理，容易出现脱水。家长可以通过观察宝宝的一些体征来初步判断是否脱水，如：宝宝的前囟、眼窝是否凹陷？尿量是否比平时减少？哭闹时是否没有眼泪？宝宝的皮肤是否比以往干燥没有弹性？宝宝是否喝水很急？如果宝宝已经出现明显脱水表现，或是精神不好、有严重呕吐等情况，应及时到医院就诊。如果宝宝情况良好，可以先在家中通过口服补液盐来预防脱水。目前临床上普遍使用第三代口服补液盐，一袋补液盐冲 250 毫升水，只要宝宝没有严重呕吐，可以每几分钟喂几毫升，拉的多就可以补得多。

（3）口服胃肠黏膜保护剂：不管何种原因引起的腹泻，在大便次数明显增多的时候都可以适当口服胃肠黏膜保护剂，如蒙脱石散。蒙脱石散具有止泻、收敛和吸附各种病原微生物的作用，有助于肠黏膜修复。

（4）口服锌制剂和益生菌：已有研究证明，补锌可以促进肠道黏膜的修复，有利于缩短腹泻病程。益生菌则有利于恢复肠道正常菌群。

（5）正确选择抗生素：通常由气候因素、饮食因素、病毒及产毒性细菌感染所引起的腹泻是不用吃抗生素的。如果宝宝腹泻被诊断是由于侵袭性细菌感染引起，则需在医生的指导下正规使用抗生素。

（6）加强臀部护理：一旦发现宝宝有大便应及时更换尿布或尿不湿，避免出现红屁股现象。每次大便后用温水清洁，纯棉布或者纸巾吸掉水分，不可来回擦拭，尽量保持臀部干燥，并涂抹护臀膏，可以起到一定的隔离和防护作用。

（7）何时需要就医：大部分腹泻通过上述治疗方法都可以自行恢复，但当宝宝出现以下情况时，一定要及时就医：

1）腹泻剧烈，大便次数多或腹泻量大；

2）不能正常饮食；

3）频繁呕吐、无法口服给药；

4）发热（小于 3 月龄体温 38℃以上，大于 3 月龄体温 39℃以上）；

5）脱水明显：明显口渴、眼凹、烦躁、精神差；

6）大便有血；

7）年龄小于6月龄，有慢性病史，如先天性心脏病、慢性肺病、营养不良、免疫缺陷病等。

（张郦君，陆啸云）

12. 宝宝便秘怎么办

90%以上儿童的便秘都是功能性的，饮食当中缺乏水分和膳食纤维、不规律的作息、缺乏运动或心理因素等均可引起功能性的便秘。另有少部分儿童的便秘与器质性疾病有关，例如胃肠道发育畸形、肿瘤、内分泌系统代谢异常或先天性巨结肠等。所以，不要小看便秘这件事，如果宝宝便秘一直得不到缓解，则需找专科医生明确病因，以免耽误治疗的最佳时机。

（1）宝宝便秘了怎么办

1）保证适量的膳食纤维和水分摄入：补充水分可以润肠通便，而蔬菜、粗粮、水果等富含纤维素的食物可以促进肠道蠕动、增加排便的次数。尽量减少高糖、高脂、低纤维食物的摄入，如饼干、奶酪、蛋糕、冰淇淋等精加工零食。

2）增加运动，促进肠蠕动：鼓励儿童适当增加户外运动，对于尚不会走路的小宝宝可以通过腹部的抚触按摩及下肢的被动操来促进肠蠕动。

3）排便训练：每天在适当的时间，教宝宝坐在大小合适的坐便器上学习屏气增加腹压用力排便，训练时应尽量让宝宝注意力集中，如排便失败不要责备，每次成功排出大便后要及时给予鼓励。每次训练时间控制在10~15分钟，避免宝宝长时间坐便盆而产生疲劳和厌倦感。

4）如需用药物治疗，应咨询儿科医生：目前较常用的治疗儿童便秘的药物包括泻剂、胃肠动力药物及益生菌制剂。在选择药物之前，最好先咨询专业的儿科医生对症下药。

（2）何时需要就医：由于宝宝便秘多数是功能性的，因此发现宝宝便秘后，家长可首先针对常见引起功能性便秘的病因给宝宝进行调理。若通过以上常用的方法仍未能缓解便秘，则需及时就医进一步诊治。

（张郦君，陆啸云）

13. 如何读懂宝宝的哭声

哭对婴儿有多重实用意义，是宝宝与家长之间的一种特殊的沟通方式。感到饥饿或不舒适时，他会用哭泣来寻求帮助。哭泣可以帮孩子舒缓过于强烈的视觉、听觉和其他感官刺激，还可以帮他减压。

（1）怎么识别孩子正常状态下的哭声：正常婴儿的哭声是洪亮、婉转、有调的。强度不大，通常满足要求或去除非病理性因素时，啼哭便会停止。心细的家长用不了很长时间就可以很快分辨出孩子什么时候想要人抱、什么时候想要人哄、什么时候需要照顾、什么时候最好不要理他，甚至可以从他的哭泣方式判断出各种特殊需要。举例来说，婴儿饥饿时的哭声通常短促而低沉，声音时高时低；生气时哭得更激烈；疼痛或难受时会突然大哭，声音非常尖锐，先是长长的一声尖叫，然后是长时间的停顿，接着是较平缓的悲鸣；“别理我”这种哭声通常与饥饿时的哭泣很像。

（2）如何应对孩子的哭声：在婴儿刚出生的几个月里，解决他哭闹问题的最好办法是迅速回应，首先应解决他最迫切的需求。如果他又冷又饿，尿片也湿透了，应该先帮他保暖，再换尿片，然后喂奶。只有及时回应，孩子才不会哭那么久。如果婴儿不冷、尿片干爽、肚子不饿，但还是哭个不停，可尝试下列安抚手段，并找出孩子最喜欢的那些：

1）用摇椅或把他抱在怀里轻轻来回摇摆；

2）轻轻抚摸他的头或拍打他的后背、前胸；

3）打个襁褓（用婴儿包被将他舒服地裹起来）；

4）唱歌或者和他讲话；

5）放轻柔的音乐；

6）抱着他走动，或用婴儿车推着他四处走；

7）给他拍嗝，排出肚子里的气；

8）洗温水澡（大部分宝宝喜欢）。

假如这些全都不管用，可以尝试让婴儿自己独处一会儿，如果婴儿真是因为想睡才哭闹，通常不会持续很久。

（3）何时需要就医：当孩子的啼哭性质和时间明显异于平常并且伴随一些平时没有的症状，或不管做什么孩子都无法安静下来，那他可能是生病了，需要及时就医。对于哭声改变，爸爸妈妈可以参考以下 4 个方面：

1）啼哭的性质：尖声哭，突然剧烈啼哭伴随挣扎不安，高调尖叫或哭声发直，哭声嘶哑，哭声细小，猫叫样哭声等。

2）啼哭的时间：进食或哺乳时啼哭，夜间哭闹难以安抚，排人小便时啼哭，经刺激后哭声较正常婴儿延迟等。

3）啼哭与体位的关系：触碰婴儿身体某部位就哭闹，抓挠自己耳朵，转头或屈颈时哭等。

4）啼哭且伴随其他症状：发热、流涕、呼吸及心率加快、发绀、呕吐、便血、面色苍白、高声尖叫、前囟膨出等。

（张郦君，赵　璐）

14. 乳糖不耐受是怎么回事

乳糖是人类和哺乳动物乳汁中特有的碳水化合物，是由葡萄糖和半乳糖组成的双糖。在婴幼儿生长发育过程中，乳糖不仅可以提供能量，还参与大脑的发育进程，但是需要乳糖酶将其分解为单糖后才能被人体吸收。如果因为各种原因导致摄入的乳糖不能或不能完全被分解吸收而产生的消化道症状称之为乳糖不耐受。

（1）乳糖不耐受的主要表现：首先，主要是出现消化道症状，表现为恶心、呕吐、腹胀、腹泻、腹痉挛痛、肠鸣音异常等，一般在进食乳制品后，摄入乳糖越多，症状越重。

小宝宝的表现主要是腹泻为主，排便呈黄或青绿色、蛋花汤样或稀糊状，有酸臭味，腹泻次数多少不等，多者可达数十次，重症者甚至出现黏液血便。

宝宝长期乳糖不耐受会演变成迁延性或慢性腹泻，造成人体对钙、铁、锌等营养元素吸收不足，因而可能限制正常的生长发育，造成营养不良、贫血、缺钙等。

（2）乳糖不耐受的原因：如早产导致乳糖酶发育不成熟引起乳糖酶相对不足，腹泻、肠道感染等导致小肠黏膜上皮细胞受损引起继发性乳糖酶缺乏等。也有可能是因为先天性乳糖酶活性低下或缺乏，此种类型较为罕见，也比较严重。

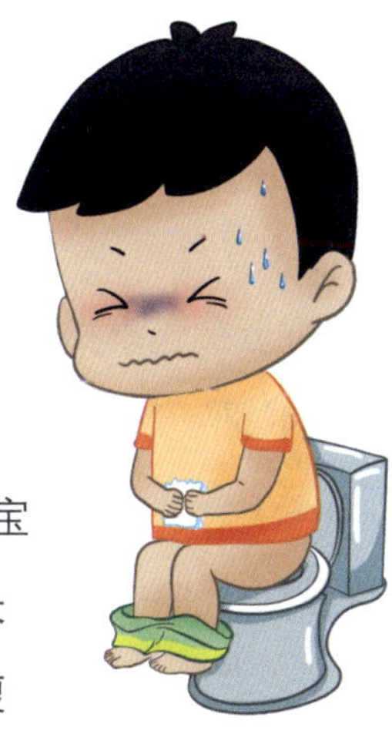

（3）何时需要就医：并不是所有的乳糖不耐受宝宝都需要治疗。若宝宝消化道症状不严重，也不影响生长发育，一般不需要特殊治疗。但如症状严重，如宝宝腹泻次数较多（≥4 次/天）、体重增加缓慢，则需要采取相应治疗措施。明确为乳糖不耐受的婴幼儿，医生会建议需要进行饮食回避，更换为低乳糖或去乳糖配方奶喂养，并及时添加乳糖酶，另外，通过添加益生菌也可以缓解乳糖不耐受的症状。

（张郦君，季忆婷）

15. 婴儿肠绞痛是怎么回事

婴儿肠绞痛常发生于 3 月龄以下的宝宝，发作时常表现为哭闹，双手握拳，双下肢屈曲，面颊发红，此时父母哄抱宝宝往往不起作用。为了给予宝宝正确的安抚，了解肠绞痛是第一步。

（1）肠绞痛的定义：罗马Ⅳ标准：①症状开始和停止年龄 <5 月龄；②婴儿长时间反复哭闹、易激惹、烦躁，无明显诱因，突发突止，难以安抚；③无生长发育迟缓、发热或疾病证据；④每天至少 3 天，每周至少 3 天，病程至少 1 周。

（2）肠绞痛的发病原因

1）胃肠功能、运动改变：生后几周中枢神经系统一过性紊乱影响婴儿胃肠运动。某些激素不平衡，如胃肠动素、生长素。便秘可导致肠绞痛。

2）肠道微生态失衡：胃肠道乳酸菌属的差别可导致肠绞痛的发生，影响胃肠道发育、屏障功能，导致食物不耐受。

3）食物不耐受/敏感：食物不耐受可伴有肠绞痛。约 25% 中、重度的肠绞痛可能与牛奶蛋白有关。控制母亲食物中的牛奶蛋白可降低肠绞痛的发生。

4）乳糖酶活性低/一过性继发乳糖不耐受：结肠中双歧杆菌和乳酸杆菌酵解食物中未消化的乳糖产生乳酸和气体。乳酸和乳糖增加肠道渗透压，使水分进入肠道，加重肠道膨胀。

（3）肠绞痛的表现：多数于婴儿在生后三周起病，3个月后自愈，男女无明显差异。典型者阵发性剧烈啼哭，入夜后开始，剧烈啼哭时面颊发红，口唇苍白，腹部紧张，两下肢蜷曲，脚冷，双手握拳，持续5分钟左右，然后乏力入睡，疼痛缓解期间腹肌张力正常，但不久再次发作，如此反复可持续4小时。轻者仅晚上表现烦躁不安。

（4）肠绞痛的治疗方法

1）避免进食冷食，喂奶后轻拍背嗳气。

2）腹部热敷，顺时针按摩腹部或做排气操帮助排气，也可以用软肥皂条刺激肛门，帮助婴儿排气。

3）将婴儿于俯卧位抱也能缓解腹部不适感。

4）乳糖不耐受婴儿可考虑添加乳糖酶或者选择低乳糖或无乳糖配方奶。

5）母乳喂养婴儿，母亲对婴儿可疑致敏食物回避；不能母乳喂养而配方奶过敏的婴儿，水解配方奶可显著减少肠绞痛的发作。

6）益生菌可能有效。

（5）何时需要就医：婴儿肠绞痛的症状容易与肠套叠等其他类型的急腹症混淆，因此当孩子出现不明原因反复哭闹或伴有呕吐，腹胀明显时需要及时就医，对于已排除急性器质性病变的婴儿日常可以通过上诉的方法来缓解孩子的不适感。

（张郦君，赵 璐）

16. 鹅口疮是怎么回事

鹅口疮是由白念珠菌感染引起的口腔黏膜真菌感染，好发于抵抗力相对较弱的新生儿、婴幼儿及老年人。宝宝患了鹅口疮后，会在口唇黏膜、舌及牙龈表面、软腭等处会长一些乳凝块样的白斑，由于这种白斑形态酷似鹅口，因此常常称之为“鹅口疮”。

（1）哪些情况容易得鹅口疮

1）抵抗力差：鹅口疮多见于新生宝宝、营养不良以及经常生病的抵抗力相对较弱的婴幼儿。如果宝宝出生时母亲阴道有霉菌感染，那么宝宝被感染的概率也非常高。

2）用药不当：长期使用广谱抗生素或不当应用激素治疗的宝宝，口腔内菌群比例一旦失调，白念珠菌过度生长，鹅口疮就可能发生。

3）不注意卫生：妈妈的乳头不注意清洁，奶瓶、小勺等喂养工具消毒不彻底而被真菌污染，也可能让宝宝患上鹅口疮。

（2）如何预防鹅口疮

1）母乳喂养的宝宝：妈妈喂奶前要将乳房和双手擦拭干净，尤其是有手癣的妈妈更要注意，避免手指直接接触自己的乳头或宝宝的嘴巴。

2）奶瓶喂养的宝宝：宝宝的奶瓶、奶嘴及婴儿勺等喂养工具每次用完后应清洁煮沸消毒，晾干后再使用。

3）生病期间的宝宝：如果宝宝感冒、咳嗽、发热或者拉肚子，应在医生的指导下合理使用抗菌药物，不宜长期且不规律使用广谱抗生素，容易导致口腔菌群失调。如果因病情需要，使用吸入性糖皮质激素药物后应及时给宝宝漱口或刷牙。

（3）何时需要就医：治疗婴幼儿鹅口疮，临床上常使用的药物主要是碳酸氢钠和制霉菌素。因药物有一定的浓度、剂量要求，因此需至医院在医生的指导下正确使用。可用干净棉签蘸取浓度为 2% 的碳酸氢钠溶液，于喂奶前后清洁宝宝口腔，如果是母乳喂养，同时用该溶液清洁母亲乳头。局部涂抹 10 万 ~20 万单位/毫升的制霉菌素。目前制霉菌素有混悬液和片剂两种剂型，如果是混悬液可以用棉签蘸取后涂抹在口腔患处；如果是片剂，需要先将药片研成粉末，再用棉签蘸取涂抹。同时还可口服益生菌纠正肠道菌群失调，在一定程度上抑制真菌生长。

（张郦君，陆啸云）

17. 空调病是怎么回事

“空调病”不是真正意义上的“病”，而是因空间相对密闭、空气流通不畅，致病微生物滋生、室内湿度偏低，室内外温差大，使得机体产生环境适应不良的一系列症状。对于孩子来讲，室内外温差大，孩子在干燥的空气中过久，呼吸道、消化道抵抗力下降，上呼吸道感染以及腹泻的概率增加。

（1）空调病的表现：空调病的主要表现为咳嗽、鼻塞、打喷嚏、发热、食欲差、活动少、腹泻等。

（2）空调病的原因

1）低温环境空调把人与自然环境变化隔离开，制造了一个恒定的、最“宜人”的温度环境，长此以往，人们对于自然环境的适应能力就会削弱，变得易生病。

2）在使用过程中，空调中的过滤器、表冷器、排水装置等部位，由于污垢和空调内部潮湿环境容易滋生细菌、霉菌等微生物。

3）空调有三个作用，改变室内温度、送风、抽湿。因为抽湿使得空气干燥，皮肤、黏膜中的水分会加速流失，呼吸也带走大量水分，导致一系列不适发生。尤其是开着空调睡觉，一觉醒来，喉咙里干干的、浑身不舒服。

（3）如何正确使用空调减少空调病

1）每周清洗一次过滤网。

2）通风换气开窗。

3）控制好温差，室内外温差以不超过5℃为宜，避免忽冷忽热。

4）避免直吹，不管是风扇还是空调都不可对着风口直吹，开空调时风口最好向上吹。

5）不在空调房间吸烟。

6）补充湿度，如果在空调间宝宝还是出汗，一定要及时擦干换衣服。

（4）何时需要就医：如果出现以下症状需要及时就诊：

1）高烧不退或反复发热。

2）咳嗽、咳痰、胸闷、呼吸急促等症状，且持续时间较长。

3）喉咙疼痛、喉咙干痒、喉咙异物感等。

4）肌肉疼痛、关节疼痛、肩颈疼痛等。

5）头痛、头晕、乏力、失眠等神经系统症状。

6）皮肤瘙痒、荨麻疹等过敏症状。

7）其他不适症状，如恶心、呕吐、腹泻等。

（张郦君，陈 艳）

18. 亲吻病是怎么回事

亲吻孩子，是父母对孩子爱意的表达，在有些时候，特别是对抵抗力尚未健全的孩子来说，亲吻这种爱的表达方式背后，隐藏着致病危险。那亲吻真的会让宝宝生病吗?

（1）传染性单核细胞增多症：传染性单核细胞增多症俗称“亲吻病”，是由 EB 病毒感染引起的急性传染病，该病主要表现是高烧、咽痛、淋巴结肿大和脾大，儿童感染最常见，严重者还会合并脑膜炎、心肌炎、噬血细胞综合征等并发症。

EB 病毒大量存在于感染者的唾液中，经口接触是主要的传播方式。如果父母感染了 EB 病毒，那么亲吻宝宝或口对口给宝宝喂食就可能会让宝宝致病。

（2）幽门螺杆菌感染：这种细菌常存在于病人和带菌者的牙垢及唾液中，具有很强的传染性，儿童感染后会出现食欲下降、胃痛胃胀、口腔异味等症状，容易诱发胃炎和消化道溃疡。

如果家中有人是幽门螺杆菌感染者，若不注意生活中的小细节，比如：口对口给孩子喂食、喂食前先用舌头试试食物的温度、与孩子合吃一份饭菜等，唾液里的细菌就有机会通过食物和餐具互相传染。亲吻虽不是幽门螺杆菌传染的主要途径，但经常嘴对嘴亲吻，孩子也可能会通过唾液感染上的。

（3）流行性感冒：流行性感冒是由流感病毒引起的急性呼吸道传染病，流感病毒存在于患者的呼吸道分泌物中，随着咳嗽、喷嚏排出体外，空气飞沫是主要的传播方式。

如果大人是流感患者或者是隐性感染者，与孩子亲密接触的过程中，带病毒的空气飞沫就有机会侵入宝宝的鼻腔使宝宝致病，那么，亲吻时与孩子近距离接触的过程也可以成为病毒传播的好时机。

如果家长没有生病，亲吻宝宝就没事了吗？也不是，像 EB 病毒承认有 90% 以上都是携带者，因为成人免疫力较强，这个病毒在体内一般很难兴风作浪，而免疫系统尚不成熟的婴幼儿，一旦感染就易出现急性症状。因此，与在日常生活中，尽量避免自己身体不适时跟宝宝做出相互亲吻等亲昵之举，同时让自己养成良好的卫生习惯，避免在不经意间把病菌传染给孩子。若是宝宝出现身体不适，记得去找医生寻求专业帮助。

（张郦君，蒋志颖）

19. 生长痛是怎么回事

所谓“生长痛”并非一个明确的疾病诊断名称，我们通常把那些在儿童生长过程中出现的不明原因的疼痛，称之为“生长痛”。

（1）“生长痛”的表现

1）发生人群：几乎都是生长发育阶段的儿童，最常发生于2~12岁的儿童。

2）发作部位：可能发生于不同的部位，常见于大腿或小腿肌肉、膝关节、腘窝及手臂，疼痛部位时常发生变化，但是疼痛处无肿胀、发红或者发热的异常表现。

3）发作时间：最常见于晚上上床睡觉时，也常见于半夜或者午后，也有少数以白天为主。

4）发作特点：症状有轻有重，可一侧或双侧对称性疼痛，发作频率可频繁发作（几乎每晚都发生）也可偶尔发生（一年可能仅几次）。非疼痛发作时间儿童的活动基本不受任何影响，跑跳、行走自如。

（2）“生长痛”的原因：“生长痛”的病因目前尚不明确。常见的理论认为是由于儿童活动量相对较大、骨骼生长较快而肌肉生长相对较慢，两者生长速度不一致，引起关节处肌肉受到牵拉引发疼痛。

（3）如何缓解“生长痛”

1）家长可在儿童疼痛发作时给予局部轻柔按摩或用热毛巾温热敷。

2）给儿童足够的心理安慰和关怀。

3）如果发作时是清醒的状态，家长可以用各种方式帮助儿童转移注意力，如讲故事、唱歌、玩玩具或者做游戏等。

4）若儿童近期活动量非常大，可以适当减少运动量，给予足够的休息。

5）保证营养均衡，摄入牛奶等含钙丰富的食物，若有维生素D缺乏，可在医生指导下进行补充。

（4）何时需要就医

1）发生于腰部或者背部的疼痛。

2）疼痛总是出现在同一个部位。

3）疼痛严重、不能缓解，而且活动时疼痛会加剧。

4）疼痛的部位伴有肿胀、发红或者发热的表现。

5）走路姿势异常，或者某些关节不能自由活动。

6）除了疼痛，还伴发其他症状。

若出现上述任何一项表现，家长应及时带儿童就医进一步诊治。

（张郦君，陆啸云）

20. 性早熟是怎么回事

性早熟是指女孩在8周岁以前，男孩在9周岁以前出现第二性征发育。性早熟分为中枢性性早熟、外周性性早熟和部分性性早熟。中枢性性早熟是指下丘脑-垂体-性腺轴提前启动了。并非所有的提前发育都叫中枢性性早熟，仅仅出现乳房发育或阴毛生长而没有其他表现的不能称作中枢性性早熟，但需定期检查随访了解儿童的发育情况。首先让我们了解正常的发育流程。

（1）什么是青春发育期：青春发育期是指生殖器官开始发育到成熟的阶段。女孩在10~12岁出现，男孩在12~14岁。

（2）青春发育是如何开始的：青春发育的开始源于下丘脑-垂体-性腺轴的启动。当身体生长到一定阶段，大脑中的下丘脑会产生一种称为促性腺激素释放激素的物质并传递给垂体，使其分泌黄体生成素和卵泡刺激素这两种促性腺激素，性腺在下丘脑、垂体发出指令后开始启动，于是青春期就开始了。

（3）青春发育时身体有什么变化呢

1）生殖器官开始发育。女孩会按照乳房发育→阴毛、腋毛出现→月经来潮这样的规律进行；男孩则是按照睾丸、阴茎增大→阴毛、腋毛出现及喉结的生长→变声→遗精这样的规律进行。

2）女孩的乳房发育和男孩的睾丸发育是青春发育开始的标志。

3）身高增长加速，身高增长的速度大约女孩8~9厘米/年，男孩9~10厘米/年，这段时间大约持续1~2年。

（4）何时需要就医：第二性征提前出现，发现女孩的乳房微微隆起，男孩的睾丸开始增大，或者有小部分儿童的阴毛、腋毛出现，应及时就诊行相关检查评估。女孩如果月经来潮表明已经进入青春发育的后期。中枢性性早熟会引起骨龄超前，造成骨骼提前闭合，生长期缩短，可能影响最终身高，还可能会对儿童心理健康造成负面影响，所家长们切不可掉以轻心。

（张郦君，陆啸云）

第六章

关爱皮肤有技巧

1. 新生儿该如何护理皮肤

新生儿皮肤屏障和体温调节能力不足，皮肤薄，容易受外界刺激，因此新生儿家长要学会如何进行皮肤护理。

（1）如何护理新生儿皮肤：护理的目的是最大限度减少皮肤水分丢失，预防皮肤伤害和避免感染。分娩后应保留胎脂，让它自然脱落。盆浴不仅能清洁皮肤，而且是婴儿和父母亲密互动时刻，最佳水温为 37~38℃，水应覆盖婴儿全身，时间控制在 5~10 分钟，隔日洗浴一次。使用温和、无刺激、不含香精和色素的液体清洁剂。洗浴后立即用毛巾轻轻沾干皮肤。从羊水的环境转换到相对干燥的空气中，对新生儿的皮肤有很大的影响，因此洗浴后在皮肤水分没有完全蒸发之前，尽快外涂润肤剂。润肤剂可以通过封闭作用减少皮肤水分丢失，一日可以多次使用。润肤剂品种较多，但不宜含有蛋白质成分，以免引起经表皮致敏。早期规范使用润肤剂可能对于预防或推迟特应性皮炎发作有积极意义。过于频繁洗浴，化纤材料或质地不柔软的衣物，容易导致皮肤磨损，从而可能诱发皮肤过敏。含滑石粉或玉米淀粉的爽身粉不具有保湿性，容易被误吸，不建议使用爽身粉进行皮肤护理。尿布区皮肤长期处于湿润状态，容易受损，应勤换纸尿布，保持干燥。

（2）如何护理早产儿皮肤：早产儿的皮肤更加不完善，在大于等于 32

周且体温稳定才能全身浸浴，出生前两周不宜使用清洁剂洗澡，每周2次使用棉布清洁皮肤，需要更加重视润肤剂的使用，避免机械刺激。局部避免使用酒精或含酒精溶液。

因此对于新生儿宝宝，要特别重视皮肤护理，让脆弱的皮肤能安然度过新生儿期，逐渐成熟起来。

（吴亚芬，钱 华）

2. 宝宝夏季如何护理皮肤

夏季，是孩子们尽情玩耍和享受阳光的季节，然而，高温、潮湿的天气也可能带来一些皮肤问题。那么平时家长们应该如何治疗和预防呢？

（1）夏季儿童皮肤易出问题的原因：夏季气温高、湿度大，容易导致汗腺功能障碍，使得皮肤水分丢失过多，进而引发痱子和夏季皮炎；强烈的紫外线照射会对皮肤造成损伤，长时间暴露在阳光下，容易引发日光性皮炎；部分儿童由于体质原因，对某些物质如花粉、尘螨等过敏，这些过敏物质可能引发丘疹性荨麻疹、特应性皮炎和接触性皮炎等过敏性皮肤病。

（2）如何预防儿童夏季皮肤病：预防儿童夏季皮肤病的关键在于改善生活和环境条件，降低皮肤温度，保持皮肤干燥。具体措施包括：保持室内通风、凉爽，使用空调降低室内温度（22~24℃为宜），保持整个儿童生活环境温度一致；注意儿童衣物选择，穿着宽松、透气、吸汗的棉质衣物，避免穿着过多或紧身衣物；勤洗澡，保持皮肤清洁干燥，避免使用刺激性强的洗护用品；尽量避免让儿童长时间处于高温、高湿环境中，尤其是9点到17点尽量不要外出，如需外出时做好防晒和遮阳措施。

（3）如何治疗儿童夏季皮肤病：针对儿童各种夏季皮肤病的治疗，痱子、日光性皮炎等主要以清凉止痒为主，可使用炉甘石洗剂等外用药物进行局部治疗，以缓解瘙痒和刺痛感。对于症状较重的皮疹，可在医生指导下口服抗组胺药物或局部外用激素类药物进行治疗。避免搔抓患处，以免加重皮肤损伤和增加感染风险。保持患处干燥，避免过度摩擦和刺激，注意观察病情变化，如出现脓疱、红肿疼痛等症状时，应及时就医。对于脓痱、脓疱疮等细菌感染性皮肤病，以涂抹夫西地酸乳膏、莫匹罗星软膏等外用抗生素治疗为主，一般需要门诊就诊。

（柴圆圆，钱 华）

3. 什么是特应性皮炎

特应性皮炎，也称“异位性皮炎”“遗传过敏性皮炎”，是一种与遗传过敏有关的慢性炎症性皮肤病，表现为多形性皮损，有渗出倾向，伴剧烈瘙痒，严重影响患儿的生活质量，常伴发哮喘、过敏性鼻炎等疾病。近年来我国特应性皮炎患病率明显增加。本病病因目前还不是很清楚，一般认为可能与遗传、环境和免疫相关。

（1）特应性皮炎的临床表现是什么：特应性皮炎在不同的年龄阶段有不同的临床表现，基本的特征是皮肤干燥、湿疹样皮损并且伴有瘙痒，通常可分为婴儿期、儿童期和青年成人期。婴儿期（0~2 岁）：皮损往往发生在脸颊、额头和头皮，皮疹以急性湿疹表现为主，表现为红斑、丘疹、渗出等，后可逐渐蔓延至四肢。儿童期（2~12 岁）：多发生于面颈部、肘窝、腘窝和小腿，渗出较轻，皮肤往往干燥肥厚，并形成“瘙痒——搔抓——瘙痒”的恶性循环。青年成人期（12 岁以上）：主要发生在肘窝、腘窝、四肢、躯干等部位，大部分呈干燥、肥厚性皮炎的表现，部分患儿也可表现为痒疹样，瘙痒剧烈。

（2）如何诊断特应性皮炎：特应性皮炎有几种专业的诊断标准，如果孩子出现了以下的症状，应当怀疑特应性皮炎的可能，包括：皮肤瘙痒、全身皮肤干燥、湿疹样表现、哮喘或过敏性鼻炎史等，特别是孩子双亲、兄弟姐妹有过敏性疾病时。医生会根据病史、临床表现和家族史等作出诊断，有时也需要做一些实验室检查来辅助诊断。

（3）如何治疗特应性皮炎：本病是慢性复发性疾病，治疗的目的是缓解或消除症状，消除诱发及加重因素，减少和预防复发，提高生活质量。包括以下治疗：家庭护理主要为：每日或隔日洗浴（水温控制在 32~37℃），外用保湿润肤剂，儿童 100~150 克/周，改善环境，保持室温凉爽（18~22℃），提倡不养猫狗等带毛宠物，食物过敏者需回避或替代干预，避免接触尘螨、花粉、香料、猫狗动物皮屑等过敏原。皮肤科医生会根据疾病轻重程度选择糖皮质激素、钙调磷酸酶抑制剂等外用抗炎治疗。需要足量、足疗程以控制症状，减少复发。重度特应性皮炎患儿可能会使用光疗、免疫抑制剂、生物制剂、JAK 抑制剂等药物等系统治疗。中重度或易复发 AD 患儿当皮损控制后，应过渡到长期"主动维持治疗"，即在易复发的原有皮损区每周 2 次外用糖皮质激素或钙调磷酸酶抑制剂，维持 3~6 个月，配合全身外用保湿润肤剂，能有效减少复发，减少外用糖皮质激素用量。

（杨子平，钱 华）

4. 得了尿布皮炎怎么办

尿布皮炎俗称“尿布疹”，是经常困扰宝妈的皮肤病，发病率高，尤其好发于小年龄组婴幼儿。婴幼儿皮肤菲薄，大小便频繁，尿布的包裹，残留的清洁剂和消毒剂等，非常容易患尿布皮炎。

（1）尿布皮炎的临床表现是什么：尿布皮炎表现为婴儿尿布包裹区域，如腹股沟、臀部、阴囊、会阴等部位出现红斑、丘疹，严重时可出现糜烂、疼痛，引起宝宝抗拒排便。另外局部过度清洁也是其病因之一，过于频繁的清洗会导致皮肤过度水合，容易出现局部皮肤潮红、糜烂，形成“越洗越烂、越烂越洗”的恶性循环。

（2）如何预防尿布皮炎：尿布皮炎预防和治疗可以依据 ABCDE 策略：

A（air，接触空气）：勤换纸尿布，适度清洁，保持局部干燥，每次换纸尿布时臀部皮肤有 5~10 分钟时间暴露于空气中。

B（barrier，屏障）：可以选择一些含氧化锌和凡士林的护臀膏或功效型保湿剂，预防尿布皮炎的发生或者减轻皮炎症状，修复皮肤屏障功能。

C（cleaning，清洁）：每次大便后需要及时水洗，小便则不需要每次都水洗，可用棉质含有润肤剂的湿纸巾清洁。

D（diaper，尿布）：建议使用一次性纸尿布，可每 1~3 小时换一次，便后随时更换，夜间至少换一次，不建议使用布尿布。

E（education，教育）：婴儿护理人员应该对尿布皮炎有充分的了解，这样才能做好护理工作，减少尿布皮炎的发生。

（3）如何治疗尿布皮炎：轻微的尿布皮炎通过正常的护理即可恢复正常，或通过外用隔离剂，比如氧化锌软膏，紫草油等均可起到隔离、保护皮肤的作用。如日常护理无法治愈尿布皮炎，则需要皮肤科医生指导治疗，可能会酌情外用弱效糖皮质激素药膏。如果合并有细菌或真菌感染，则需要合用外涂抗生素或抗真菌药膏。

总之，掌握婴幼儿尿布区域的护理方法，是预防和治疗尿布皮炎的关键。

（李纪兵，钱 华）

5. 发热后全身起红疹怎么办

病毒疹是由各种病毒感染引起的皮肤反应，常见的包括麻疹、风疹、幼儿急疹等。这些病毒引起上呼吸道感染后，可在皮肤上形成红斑、丘疹等症状。

（1）病毒疹有哪些表现：最常见的病毒疹为幼儿急疹，通常发生在6个月到2岁的婴幼儿，典型症状是高热持续3~5天，部分合并咳嗽及腹泻等症状，热退后皮疹从颈部躯干开始向面部、四肢发展，通常不痒或轻度瘙痒，一般数天后自行消退，即所谓的“热退疹出”。麻疹是一种传染性很强的病毒疹，包括高热、咳嗽流涕、结膜炎，口腔内麻疹黏膜斑，随后从耳后-发际-颈部开始出现皮疹并逐渐蔓延到全身，皮疹出现后，发热等症状加重，即为“疹出热重”。风疹多为学龄期儿童感染，症状一般较轻，可有轻微发热、咳嗽流涕，淋巴结肿大等，皮疹一般先出现在面部和颈部，1天内迅速蔓延到全身，大部分2~3天后消退，即“热出疹出”。值得注意的是，所有病毒都可以引起红疹，很多并无特征性，而药疹等其他疾病也可能在发热后出现。

（2）如何判断病毒疹孩子的状况：家长遇到孩子发热后出现红疹，应该先了解发热与皮疹的时间顺序，检查患儿的精神状况和用药情况。如热退疹出，无明显瘙痒，精神状况好，可考虑先在家观察，如“疹出热重”等疾病加重或皮疹瘙痒明显，应到医院就诊。

（3）如何护理病毒疹孩子：护理病毒疹的患儿，应保持环境凉爽，避免过热大量出汗，保持皮肤的清洁，多喝水，提供营养均衡的饮食和容易消化食物，多吃富含维生素和矿物质的食物。遵医嘱定时服药，要密切观察孩子病情的变化。如果发现孩子出现持续高热不退、精神萎靡等严重症状，应立即就医。

（陈 林，钱 华）

6. 什么是荨麻疹

荨麻疹，中医称为“风疹块”，是一种常见的皮肤病，表现为快速出现的红色或淡白色的风团，通常伴有瘙痒。荨麻疹可能是对食物、药物、植物、动物、昆虫叮咬、物理刺激（如压力、冷、热、水、日光）、病毒感染或其他因素的皮肤反应。

（1）荨麻疹有哪些临床表现：荨麻疹的特点包括：风团可在数分钟至数小时内消退，一般不超过 24 小时，消退后不留痕迹，但新的风团此起彼伏发作。病程少于 6 周称为急性荨麻疹，而慢性荨麻疹则持续超过 6 周，有时甚至持续数月或数年。荨麻疹的病因通常难以确定。有时会伴有眼睑、口唇和外阴等皮肤黏膜处肿胀，称为血管性水肿。

（2）荨麻疹需要做哪些检查：急性荨麻疹根据病情可选择检查血常规和过敏原检查（非必需）。慢性荨麻疹通常分为慢性自发性荨麻疹和慢性诱导性荨麻疹，前者原因不明，后者可能和搔抓、日光、压力、寒冷等物理因素有关。根据情况可选择检查甲状腺抗体、自身抗体等自身免疫性疾病生物标志物。

（3）荨麻疹如何治疗：治疗通常包括避免已知的触发因素。急性荨麻疹一般使用非镇静的第二代抗组胺药进行治疗，根据病情还需要使用其他药物，如口服皮质类固醇或钙剂等。慢性荨麻疹以改善生活质量为目的，一般使用不同剂量的非镇静的第二代抗组胺药控制症状，多数需要维持数月至数年，如效果不好可能需要使用免疫抑制剂和生物制剂等进行治疗。外用一般使用炉甘石洗剂止痒。

在某些情况下，荨麻疹可能与过敏性休克等严重过敏症相关，如果荨麻疹伴随有呼吸困难、喉咙肿胀、头晕和腹痛等系统症状，这是一种紧急医疗状况，应立即寻求医疗帮助。

如果食物过敏引起的急性荨麻疹，通常在进食数分钟至2小时内出现风团，婴儿常见于鸡蛋、牛奶、小麦和大豆等，儿童则主要为鱼、虾、贝壳和坚果类。如诊断为食物过敏引起的急性荨麻疹，应避免摄入过敏食物，以防发生过敏症，导致生命危险。监护人要学会心肺复苏和注射自动肾上腺素笔等抢救措施。

（钱 华）

7. 被昆虫叮咬后怎么办

虫咬皮炎通常认为是对蚊子、跳蚤、螨虫、臭虫、松毛虫和飞蛾等昆虫叮咬的过敏反应或毒性反应，好发于夏秋季。其中，以蚊虫和螨虫的叮咬最为常见，蚊虫、蜱虫、恙虫和跳蚤等部分昆虫可传播传染病或特殊疾病；松毛虫等昆虫可引起关节炎等疾病，因此需要重视。

（1）虫咬皮炎有哪些表现：蚊虫、跳蚤和臭虫等叮咬后局部皮肤可出现“红色风团”，中央可见较硬的丘疹或顶端小水疱的丘疱疹，瘙痒通常很明显。皮损多分批出现，以面部和四肢伸侧等暴露部位多见，可群集性（往往见于螨虫、跳蚤等较小虫类）或散发（多见于蚊、蚂蚁等较大虫类）分布。皮损可能出现在被昆虫叮咬后数分钟、数小时乃至24小时后，往往中间可见刺吮点。部分有过敏性疾病史的孩子组织相对疏松薄嫩的部位（如面部、眼睑、口唇、耳廓等）以及下垂部位（四肢远端），被蚊等较大虫类叮咬后，还易发生大面积红肿，称为血管性水肿，甚至伴随大疱、破溃、渗出。如果被蚂蚁等叮咬或接触松毛虫等后，局部皮肤会红肿，伴有明显疼痛或刺痛感。

（2）虫咬皮炎怎么治疗：在治疗上，瘙痒部位可局部使用炉甘石洗剂缓解瘙痒，局部外用糖皮质激素乳膏（如糠酸莫米松乳膏、丁酸氢化可的松乳膏等）。如瘙痒明显或者伴发血管性水肿，可口服抗组胺药物如盐酸西替利嗪、氯雷他定糖浆等，严重者可短期口服小剂量激素。局部肿胀明显可局部冷敷减轻痒感、促进消肿。对于伴有发热、局部明显疼痛和红肿明显，精神状况不佳的孩子，建议医院就诊。

（3）如何预防虫咬皮炎：预防虫咬皮炎发生的方法有：搞好环境、居室和个人卫生；关好纱窗，夏季尤其要注意，可使用蚊帐；有宠物的家庭要注意定期给宠物驱虫，如发现有寄生虫，应及时处理，室内应喷杀虫剂，以消灭臭虫、跳蚤、蚊子等有害的节肢动物；尽量避免在黄昏蚊虫活动高峰时外出玩耍，儿童尽量少去水边、草丛、树丛间以及野外玩耍，出门应该贴防蚊贴或使用驱虫药水；被褥、床板经常在太阳下挂晒，凉席、爬行垫勤烫洗，勤洗澡并勤换洗衣物；外出时戴帽子、穿长袖衣物和长裤，尽量减少暴露的皮肤面积。

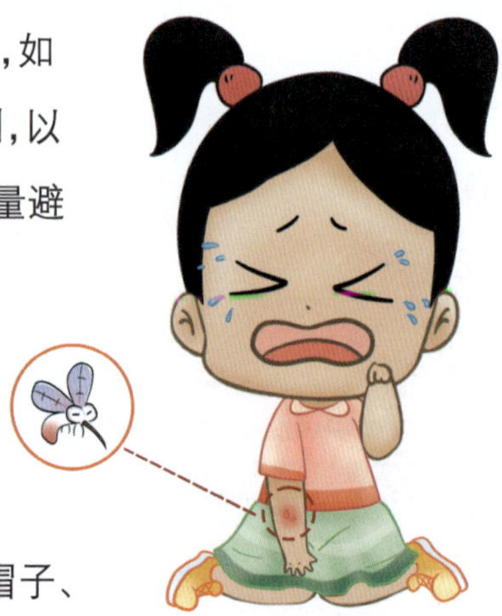

（杨昕宇，钱 华）

8. 什么是斑秃

斑秃俗称“鬼剃头”,是头皮上突然出现的圆形或椭圆形、数目不等、边界清楚的脱发区,脱发区皮肤光滑,无炎症、鳞屑、瘢痕,是一种突然发生的非瘢痕性脱发。脱发最常发生于头皮,但任何有毛发的区域如眉毛、睫毛都可发生。如果斑秃继续发展,头发甚至全身毛发都可能脱落,称为全秃或普秃。

(1)斑秃的病因是什么:引起斑秃的病因尚不完全清楚,目前认为斑秃是遗传因素和环境因素共同作用下,免疫系统针对毛囊的一种自身免疫性疾病。跟遗传、精神压力、创伤、感染等都可能相关。

(2)发现斑秃怎么办:如果突然发现急性的圆形或类圆形斑片状脱发,脱发区头皮外观正常,就要高度怀疑斑秃,需要皮肤科门诊就诊,对于无法明确诊断的脱发类型,医生可能需要借助真菌镜检、皮肤镜检查及头皮病理活检等检查帮助诊断。必要时进行甲状腺功能、甲状腺自身抗体、抗核抗体等化验。

(3)斑秃怎么治疗:得了斑秃后要避免紧张,缓解精神压力,保证充足的睡眠和良好作息,均衡饮食,适当锻炼,如合并其他自身免疫病则需积极治疗。医生根据病情轻重可能会开具如外用糖皮质激素、钙调磷酸酶抑制剂和外用米诺地尔等外用治疗,也可结合光疗和局部注射等治疗。对于较重的斑秃,可能会口服糖皮质激素、复方甘草酸苷片及 JAK 抑制剂等系统治疗。此外,还可以补充维生素、微量元素及配合其他中医中药治疗。为减轻斑秃对患儿精神和心理的影响,必要时可让患儿在公共场合佩戴假发等饰品。

斑秃的治疗目的是控制病情进展、促使毛发再生、预防或减少复发和提高患儿生活质量。初次发作的轻型斑秃经正规治疗后,毛发恢复较好,但是全秃和普秃及经常复发患儿预后欠佳。

(张小艳,钱　华)

9. 什么是头癣、足癣

头癣是皮肤癣菌感染头皮和毛发毛囊所致的疾病，常见于学龄前期的儿童，严重者若不及时治疗可造成永久性的脱发和瘢痕。由于豢养猫狗兔子等宠物日益增多，头癣，特别是脓癣成为常见儿童真菌感染性疾病。

（1）什么是头癣：根据临床表现，头癣可分为白癣、黑点癣、黄癣和脓癣等。主要表现为毛长出时或不久即折断，同时脱发区皮肤有皮屑、黄痂和脓肿等表现。头癣可以通过直接或间接接触患儿或患病的动物而传染。比如共用梳子或刷子，同床共枕、互戴帽子头巾等；接触患有该病的猫、狗等动物也可能感染。

如果小朋友出现头屑增多、脱发，局部瘙痒明显，甚至出现红肿或者脓疱，症状持续加重无缓解时需要及时就诊。怀疑头癣需要做头皮和毛发的真菌镜检、Wood 灯、皮肤镜和真菌培养等辅助检查。

头癣的治疗包括口服药和外用药综合治疗，同时需要对污染物及污染环境进行消毒杀菌，防止再次感染和传播。口服抗真菌药物前后需要监测肝功能；脓癣临床症状较重，需联合使用糖皮质激素口服；合并细菌感染时，需要口服敏感抗生素治疗。局部治疗包括剪除病发，外用抗真菌洗剂及软膏等。生活中需要养成良好的卫生习惯，定期洗头，不与他人共用私人物品。加强饲养宠物的管理，注意观察宠物是否有鳞屑、脱毛的现象，有疑问及时送至动物医院进行评估，确诊后需要及时治疗。对污染的衣、帽、枕、被等应采取晒、烫、煮、熏等预防措施。

（2）什么是足癣：足癣，是指由皮肤癣菌累及足部除足背外的皮肤引起的浅表真菌感染。足癣表现为足部出现水疱、糜烂、鳞屑，伴有明显瘙痒。医生可以通过典型临床表现以及真菌镜检等辅助检查进行诊断。足癣以外用药物治疗为主，一般需要 1~2 个月。常见的抗真菌药膏有联苯苄唑、特比萘芬、咪康唑、酮康唑乳膏等。如果较重可短期联合口服抗真菌药物。

预防足癣主要为保持足部干燥，穿透气性好的鞋袜。不与他人共用日常生活物品，如指甲刀、鞋袜、浴盆和毛巾等。积极治疗自身其他部位的癣病，特别是甲真菌病，同时还需治疗家庭成员足癣。尽量避免搔抓，减少身体其他地方继发性感染。

（陈 钱，钱 华）

10. 什么是银屑病

银屑病，俗称“牛皮癣”，是一种慢性、复发性皮肤病，全球目前约有 1.25 亿患者，大约三分之一在儿童期开始发病。银屑病可发生在皮肤任何部位，也可能合并关节炎、肥胖、代谢综合征，严重影响儿童的生活质量及心理健康。

（1）银屑病的病因是什么：银屑病的病因非常复杂，目前尚不完全清楚，已知与遗传、环境和免疫等多种因素密切相关。免疫因素在银屑病发病中起重要作用，环境因素比如感染、精神压力、外伤等也可能诱发或加重银屑病。银屑病不会传染，但有一定的遗传概率，如果父母双方都有银屑病，那么孩子得病机会就会更高。

（2）银屑病有哪些临床表现：银屑病有多种类型，包括寻常型、脓疱型、关节病型和红皮病型等。最常见的寻常型银屑病主要症状是皮肤出现红色斑块，上面被覆多层银白色的鳞屑，鳞屑剥离后会露出红色光滑基面。患儿可能伴有不同程度的瘙痒、灼热或疼痛感。脓疱型的患儿皮疹上可见针头至粟粒大小脓疱，关节病型的患儿会伴有关节疼痛、肿胀等症状，红皮病型的患儿全身会潮红伴大量白色鳞屑。总之，如果孩子出现红色斑块上有很明显的银白色鳞屑，要积极到皮肤科就诊。

（3）银屑病如何治疗和护理：银屑病的治疗方法包括局部外用药物（如糖皮质激素、维生素 D_3 衍生物等）、紫外线光疗和系统治疗（如甲氨蝶呤、生物制剂）等。治疗方案应根据患儿的病情进行个体化的制定，以达到最佳治疗效果。目前银屑病尚无法根治办法，但通过合理的治疗和长期管理，可以有效控制病情，减轻症状，提高患儿的生活质量。

日常用温水沐浴，水温一般不超过 37℃，浴后使用医用修复皮肤屏障类护肤品，保持皮肤清洁滋润，避免外伤。多吃富含 β-胡萝卜素和维生素 C 的新鲜瓜果蔬菜如胡萝卜、杏子、番茄等，以及富含脂肪的鱼类如鲑鱼、沙丁鱼等，超重或肥胖的患儿应采用低热量饮食减肥。

预防银屑病复发需要患儿在日常生活中注意以下几点：一是避免过度劳累和精神紧张，保持良好的心态；二是避免感染、外伤等诱发因素；三是定期接受医生的检查和指导，及时调整治疗方案；四是加强自我管理和自我监测，及时发现并处理病情变化。

总之，银屑病是一种复杂的慢性易反复的皮肤病，需要共同努力进行治疗和管理，从而有效控制病情，减轻症状，提高生活质量。

（鲁 慧，钱 华）

11. 有了色素痣怎么办

色素痣通常是一个美学问题，少数情况下也是一个健康隐患。色素痣是皮肤上常见的良性色素病变。它是由皮肤内黑素细胞增多、聚集而形成的局部良性肿瘤。色素痣的形态、大小和颜色各异，有的平坦，有的隆起，颜色可从浅褐色到深黑色不等。色素痣的形成主要受到遗传和环境因素的双重影响。遗传因素对色素痣的影响很大，而环境因素如阳光照射、皮肤损伤等也可能诱发色素痣。受激素水平的影响，儿童时期的色素痣可增多增大。

（1）色素痣如何分类：色素痣的分类多种多样，根据痣细胞的分布部位可分为交界痣、皮内痣和混合痣等。交界痣通常较小，出生即有，或出生不久发生，表面光滑，较扁平，颜色较浅，掌跖和外阴较常见；皮内痣成人常见，半球形隆起丘疹或结节，可含有毛发；混合痣外观类似交界痣，可高起，有时有毛发穿出，多见于儿童和少年。

（2）有了色素痣怎么办：大部分色素痣是良性的，无须特殊治疗。色素痣的分布部位很重要，掌跖摩擦部位和黏膜部位的恶变风险相对稍高些，需要定期观察，必要时由医生判断是否需要治疗。儿童时期色素痣处于生长期，成人常用的“ABCDE 法则”并不完全适用。若色素痣大小颜色等短期变化非常明显，有出血、溃疡、疼痛或瘙痒等症状，建议皮肤科就诊。不典型色素痣或高风险色素痣可使用皮肤镜进行筛选或长期随访。如果色素痣发生在面部等美容部位，如需美容也可治疗。不典型色素痣、高风险色素痣或较大的色素痣一般手术切除后病理检查，激光治疗可适用于较小的非高危部位色素痣，有个别复发风险。先天性巨大色素痣容易恶变，应尽早手术切除。

（3）色素痣需要注意什么：减少色素痣恶变风险要注意防晒，避免长期刺激和损伤，建议定期检查色素痣的变化；如有疑虑或发现异常变化，应就医咨询专业医生，完善皮肤镜等检查和及时处理。

（李　巍，钱　华）

12. 什么是血管瘤和鲜红斑痣

孩子出生后皮肤出现红色“胎记”，那到底怎么回事？其实多数是血管瘤或鲜红斑痣。

（1）什么是婴儿血管瘤：婴儿血管瘤是婴儿期最常见的良性肿瘤，发病率约为5%，通常男女比例为1∶4。一般在生后1~4周内出现，部分婴儿出生后即有。血管瘤出生时不明显，之后快速生长，多数婴儿血管瘤在12月龄后停止生长，但也有少数持续生长。大部分瘤体可在4~8年内逐渐消退。尽管许多血管瘤可以自行消退，但未经治疗的瘤体消退后有25%~69%会遗留瘢痕、萎缩、色素减退和皮肤松弛等表现，且部分特殊位置的血管瘤会带来严重后果，例如位于面部可引起永久性毁容性损害，位于眼睑部位可导致视力受损，位于颈前压迫气管等重要器官，位于尿布区，因为尿液浸润容易出现感染和溃疡。巨大血管瘤会导致高排性心力衰竭或弥散性血管内凝血，腰骶部的血管瘤可能和部分综合征有关。因此只要血管瘤在增大，就需要积极治疗。

（2）什么是鲜红斑痣：鲜红斑痣也叫葡萄酒色斑，常在出生后即出现，按压可褪色或颜色变淡，在孩子情绪激动、哭闹、洗热水澡或周围环境温度升高时红斑颜色可加深，鲜红斑痣随着孩子生长而缓慢加重，青春期时可出现增厚或结节样损害，且不会自然消退，影响美观。单侧额颞部或者四肢、躯干大片鲜红斑痣需警惕合并相关综合征。出生时前额正中和上眼睑内侧的鲜红斑痣多数可自行消退，可观察至一周岁，如有残留可进行激光治疗。

发现有红色“胎记”家长要观察“胎记”的大小变化，定期拍照片，方便就诊时医生评估。

（3）怎么治疗：婴儿血管瘤一般使用外用药物、激光、注射和口服药物等方法进行治疗，尽早控制瘤体生长可减少损容及功能障碍风险。鲜红斑痣完全清除率不高，首选脉冲染料激光治疗。尽早治疗可提高清除率，初治年龄尽可能在1岁内，建议出生1个月后即可开始治疗。对于脉冲染料激光治疗效果不佳的患儿，可行光动力治疗，但存在疼痛、瘢痕和光敏等风险。

（胡 翠，钱 华）

13. 什么是太田痣和咖啡斑

婴幼儿出生时有一些色素加深的“胎记”，其中需要重点关注咖啡斑和太田痣。

（1）什么是咖啡斑：咖啡斑是出生时或出生后不久发生的褐色斑片，可以随年龄增长而增大、增多，通常不会自行消失。正常人群中发生率为10%~20%，一般不会超过3片。大多数咖啡斑是单纯色素性改变，少数可能为其他系统性疾病的合并症状。如当咖啡斑数量超过6个，且青春期前最长轴大于0.5厘米，青春期后大于1.5厘米，则要特别注意是否伴有神经纤维瘤病，此外还有一些罕见病也伴有咖啡斑，如Albright综合征，Watson's综合征等，需要医院就诊，必要时完善基因筛查。

（2）什么是太田痣：太田痣是一种灰蓝色斑片，常常累及面部、眼部及同侧巩膜，属于真皮色素沉着。太田痣可呈现灰蓝色、青灰色、灰褐色、黑色或紫色，斑片着色不均，呈斑点状或网状，界限不清楚，有时结膜也有色素斑，色斑颜色还常随年龄增长而加深。好发于有色人种，如东方人及黑人，女性多见，极少恶变。累及眼周的太田痣要排除青光眼。发病年龄在婴儿期及青春期有两个峰段，其中1岁以内发病占61.35%。太田痣可能与遗传有关，属常染色体显性遗传。

（3）如何治疗：太田痣和咖啡斑可以激光治疗，一般需要多次治疗，每次间隔 3~6 个月。目前最常用的是 532/1 064 纳米、694 纳米、755 纳米调 Q 激光或皮秒激光。咖啡斑的激光清除率并不高，不宜有过高的期望值。通常面积小、面部病变和边缘不规则的咖啡斑对激光治疗有更好的反应。若由其他系统性疾病引起的咖啡斑，则需要明确病因后治疗原发病。太田痣病变的颜色和深度决定了激光治疗的次数，蓝绿色病变比棕色病变需要的治疗次数更多。通常年龄越小，肤色越浅，疗效越好，提倡早治疗。

（安 然，钱 华）

14. 什么是白癜风

白癜风，可能是一种让家长谈病色变的皮肤病。

（1）白癜风的病因是什么：孩子肤色主要取决于黑素细胞产生的黑素和血管中的血红蛋白数量。白癜风是在遗传和内外因素等影响下，皮肤黑素细胞功能受损乃至凋亡，无法产生足够的黑素，从而形成后天性色素脱色性皮肤黏膜疾病。其发病的确切机制尚不清楚，自身免疫和氧化应激反应破坏黑素细胞是主要因素，剧烈日晒、皮肤外伤、感染、疫苗等是可能诱因。全球白癜风的发病率为 0.5%~2%，其中有 1/3~1/2 的患儿在儿童时期发病。

白癜风通常起病时为淡白色斑，在数周至数月内进展为乳白色或瓷白色斑，其他皮肤性状和正常皮肤一致，无自觉症状。如皮损发生于隐蔽部位时，很容易被忽略。

（2）遇到白斑怎么办：在日常生活中，我们如果发现白斑不要惊慌，并不是所有的白色斑疹都是白癜风，白癜风的早期需要和无色素痣、贫血痣、炎症后白斑、白色糠疹等多种疾病进行鉴别。重点关注以下问题并准确提供给医生：是先天还是后天获得性？白斑是否瓷白色？境界是否清楚？白斑内毛发是否变白？表面是否光滑有无皮屑？

（3）得了白癜风如何治疗：当然最重要的是要及时就医。白癜风的诊断主要依据病史、临床表现、皮肤科医生的临床经验和相关检查进行综合判断。在白癜风早期，症状表现可能不是很明显，需要多次就诊，依据白斑进展最终才能诊断。可以使用 Wood 灯、皮肤镜、皮肤“CT”、皮肤病理检查等辅助诊断。早发现、早治疗是科学对待白癜风的重要原则。目前白癜风的治疗方法较多，如外用药物，口服药物，光疗等。医生会根据患儿年龄、病程、进展情况、白斑面积和部位等进行个体化的治疗方案。

一旦确诊白癜风，我们应正确看待它，积极治疗，家长和孩子都要保持豁达的心态，坚持遵循医嘱，相信在专科医生的指导下一定能够战胜疾病！

（钱莹莹，钱　华）

15. 指甲上长白点是怎么回事

白甲，又称白甲症、白甲病，指的是手指甲或脚趾甲外观变白的一类问题。

（1）白甲的临床表现是什么：白甲发生的原因复杂，可能与营养不良、真菌感染、遗传因素等多种原因有关。点状白甲最常见，通常由微小创伤引起，多发于儿童；如果孩子指甲盖上的白点，形状不规则，大小不一，呈点状分布，触碰按压后不褪色，很可能是点状白甲，避免挤压，可慢慢自行恢复。点状白甲和蛔虫等肠道寄生虫感染没有关系，不必驱虫治疗。其次是线状白甲，如果指甲上的白点，呈横向或者纵向分布，并且呈条纹状分布，宽窄不一，按压后不褪色；很可能是线状白甲。部分白甲可能是由真菌感染引起,或者是某些疾病的并发症。指甲上的白点成片出现,有些甚至形成了一大片白板,需要进一步检查,明确病因。全白甲一般和遗传相关,较少见,临床上表现为指甲全部变白,按压也不褪色,一般无须特殊处理。明显白甲常见原因是甲床水肿,可能和内科疾病有关系。透过透明的指甲可以看出白色,按压指甲之后白色可以消退,该类型的白甲需要进一步完善相关系统检查。

（2）得了白甲怎么办:大部分白甲对人体无影响,且部分白甲有一定的自限性,主要是影响美观,看个人需求决定是否治疗;如果白甲逐渐扩大或累及其他甲,则需要去医院,让专业的皮肤科医生诊断评估,看是否需要检查、治疗。

（朱 磊,钱 华）

16. 什么是毛周角化症

很多家长发现孩子面颊部和四肢有小而粗糙的“鸡皮肤”,通常是肤色、褐色或红色,有时有轻微的瘙痒,中央可有卷曲的毛发,而且在冬季或干燥气候中可能会变得更加明显。这个病就叫“毛周角化症”或毛发苔藓。尽管毛周角化症在医学上不是一个严重的健康问题,但可能会影响到孩子的美容和心理。

（1）毛周角化症如何护理:毛周角化症的病因不明,其发病可能与遗传、免疫系统异常、皮肤屏障受损等因素有关。目前还没有治愈毛周角化症的方法,但可以改善皮肤的外观和质感。日常护理可以通过用含有尿素、乳酸等的润肤剂可以帮助软化皮肤表面的角质层,或用温和的磨砂膏去除角质层。磨砂膏不推荐每天使用,否则会损伤皮肤。过度清洁或使用刺激性强的肥皂或洗涤剂可能会加剧毛周角化症，因此建议使用温和的清洁产品。

（2）毛周角化症怎么治疗：有美容需求时，医疗上会处方维A酸乳膏外用，或在医院使用含有水杨酸或果酸等化学剥脱剂进行治疗。对于一些症状较重的患儿，激光治疗可以帮助减少红色和炎症。虽然毛周角化症可能是遗传因素导致的，日常生活中注意以下几个方面，可有助于改善症状：①使用功效型润肤剂保持皮肤的湿润，尤其是在干燥季节；②温和清洁皮肤，减少热水刺激；③避免穿着过于紧身的衣物。

毛周角化症是一种常见的皮肤问题，虽然可能影响患儿的自我形象，但并不会影响患儿的身体健康。通过适当的护理和治疗，大多数患儿可以有效地改善症状。如果孩子有毛周角化症，建议咨询皮肤科医师，以获取个性化的治疗建议。

（高莉娟，钱 华）

17. 孩子得了痤疮怎么办

痤疮，俗称“青春痘”，是一种通常始于青春期的皮肤病，好发于皮脂腺密度高的区域，包括头面部、前胸和后背，临床表现为粉刺、丘疹、脓疱和/或囊肿等。

（1）痤疮的病因是什么：痤疮的病因很多，包括遗传、皮脂分泌过多、异常毛囊角化，细菌定植如痤疮丙酸杆菌在闭塞的毛囊内繁殖等。此外饮食习惯、睡眠不足、精神情绪等都可能加重痤疮。

（2）痤疮怎么护理：切忌用手挤压痤疮，挤压不仅不能解决问题，还可能导致炎症加重和瘢痕形成。日常生活可选择适合自己肤质的温和的洁面产品，保持皮肤清洁，避免用力搓洗皮肤。频繁洗脸或使用去油力强的洁面产品，会破坏皮肤屏障，反而诱发或加重痤疮。根据个人肤质选用合适护肤产品，油性皮肤宜选择控油保湿类产品，混合皮肤 T 区选择控油保湿类，两颊选择舒敏保湿类护肤品，谨慎选择粉底液、隔离、防晒等彩妆护肤类产品，避免化妆品性痤疮发生。

（3）如何治疗痤疮：痤疮要根据痤疮的类型和严重程度来决定治疗方案。治疗应在医生指导下进行，一般以粉刺为主的患儿可以使用壬二酸、阿达帕林凝胶等；以炎症性丘疹、脓疱为主要表现的患儿可选用过氧化苯甲酰、夫西地酸、克林霉素凝胶等；严重者可能需要口服抗生素或维 A 酸类药物治疗，另外可光电治疗如红蓝光和光动力治疗等。并非所有痤疮都有自限性，高达 50% 的患儿可持续至成人期。因此，早期和长期控制痤疮对于预防瘢痕形成至关重要。

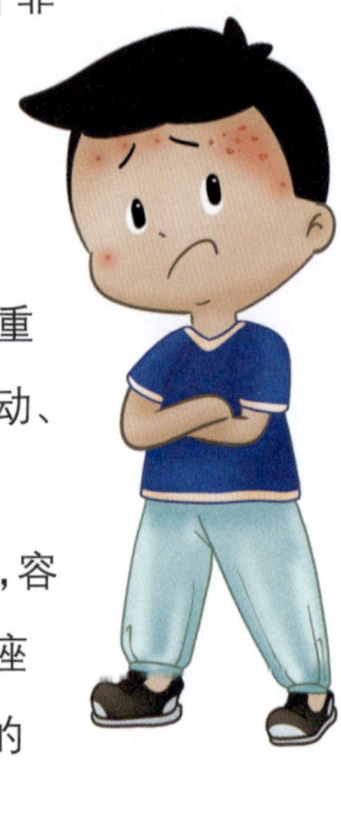

痤疮患儿要多吃新鲜的蔬菜、水果和高纤维食物，严重时尽量减少奶制品摄入。保持充足的睡眠时间。适度运动、学会放松，减轻生活和工作中的压力。

总之，痤疮是一种慢性损容性皮肤病，诱发因素多，容易复发，需要规范治疗和长期管理。家长不仅需要关注痤疮的治疗，更要注重儿童的心理健康的调适和生活方式的改善。

（曹 蓉，钱 华）

18. 孩子得了病毒疣怎么办

孩子手或脚底长了一个硬硬的“肉疙瘩”，摸上去比较粗糙，刚开始觉得不痛不痒就没理它，过段时间发现越长越多？中医称之为“瘊子”。其实它的学名叫“病毒疣“。

（1）病毒疣的病因是什么：病毒疣是由人乳头瘤病毒（human papilloma virus，HPV）感染皮肤黏膜所引起的良性赘生物。人是人乳头瘤病毒感染的唯一宿主，主要通过直接或间接接触传播，如直接接触疣体，或通过被病毒污染的物品（如毛巾、衣物等）间接接触。皮肤接触病毒后是否长出疣，取决于皮肤有无破损、人体对人乳头瘤病毒的免疫力的强弱等。

（2）病毒疣有哪些表现：临床上可分为寻常疣、跖疣和扁平疣等。寻常疣好发于手部，跖疣为发生在足底的病毒疣。典型表现为黄豆大小的灰褐色、棕色或皮色丘疹，表面粗糙，质地坚硬。扁平疣好发于颜面、手背、前臂，表现为扁平丘疹，表面光滑，质硬，肤色或淡褐色。

（3）如何治疗和预防病毒疣：病毒疣虽可能自行消退，但具体消退时间无法预测，再加上具有传染性和自身接种，所以最好及时治疗。目前的治疗方法多样，包括外用药物（如咪喹莫特、水杨酸、氟尿嘧啶等）、冷冻、激光、光动力治疗、局部温热疗法、手术切除及各种联合治疗。生殖部位的病毒疣需要另行专业处理。病毒疣对各种治疗反应不一，没有哪个是最佳方案，要根据具体情况选择合理的方案。如果孩子身上长了病毒疣，也不需要过于紧张，可至皮肤科就诊，在医生指导下选择合适的治疗方法。如果机体对 HPV 没有产生稳定的免疫力，病毒疣就容易复发。

预防病毒疣建议不要触摸他人疣体，已发生疣者，也不宜搔抓疣体，以免自身接种传播。保持良好的卫生习惯，勤洗手，不共用私人物品。避免啃咬指甲、撕手指皮肤、长期浸泡水中等，这些都会产生肉眼可见/不可见的创口，破坏皮肤屏障，从而为病毒打开了入侵的大门。饮食均衡，加强锻炼，提高身体素质，增强自身免疫力。

（卢雨沫，钱 华）

19. 什么是单纯疱疹

单纯疱疹是一种常见的病毒性皮肤病，主要表现就是口周的红斑水疱，通常老百姓俗称“火气”，中医称“热疮”，往往在人体疲劳或者免疫力下降后容易发病。

（1）单纯疱疹的病因是什么：单纯疱疹病毒是单纯疱疹的致病原因，可存在于患儿、恢复者或健康带毒者的水疱疱液、唾液及粪便中。其传染方式主要是直接接触被污染的唾液或者其他体液传播，所以感染期间建议尽量避免直接接触，特别是患有湿疹和特应性皮炎的儿童，以免发生严重的卡波西水痘样疹。

（2）单纯疱疹有哪些临床表现：患儿首次接触单纯疱疹病毒后感染，称为原发性感染。原发性感染多为隐性，仅1%~10%的患儿出现临床症状。原发感染消退后，病毒可长期潜伏在人体内。当患儿受到某些因素影响、机体抵抗力下降时，如发热、过度疲劳等，体内处于潜伏状态的病毒即被激活，再次发作，称为复发性单纯疱疹，而且疱疹容易在同一部位反复发作。

复发性单纯疱疹主要表现为红斑上面有很多群集的透明小水疱，后续可出现糜烂、结痂。好发于眼睑、鼻两侧、口角、唇缘、颊黏膜和齿龈等皮肤黏膜交界部位，一般伴灼热、瘙痒或疼痛不适。可有发热、倦怠乏力、咽部疼痛等，患儿可表现为拒食、流涎，有时可伴局部淋巴结肿大，少数严重者可导致疱疹性脑膜炎、婴儿坏疽性皮肤病等严重并发症。

（3）单纯疱疹如何治疗：大多数患儿 1~2 周可自愈，但及早抗病毒治疗可以加速皮损愈合、缩短病程、预防继发感染和减少并发症的发生、控制复发。

（王冰冰，钱 华）

20. 孩子得了臭汗症怎么办

炎炎夏日即将到来，天气热、出汗多使得很多孩子出现腋下“异味”的情况。臭汗症本身对患儿的健康并无太大影响，但因其难闻的气味所带来的社交问题，容易给患儿日常生活造成困扰，甚至出现严重心理障碍。

（1）臭汗症的病因是什么：臭汗症，俗称“狐臭”，主要发生于腋窝。臭汗症的产生是由于皮肤表面的细菌分解汗腺分泌的蛋白质和脂肪引起，它受遗传、种族、饮食习惯等因素影响，具有青春期加重的特点。臭汗症不传染，但有明显的家族遗传性。种族因素中白人和黑人发病率更高，黄种人相对较少。饮食习惯如喜食大蒜、生葱等辛辣刺激性食物者，可能会加重。

（2）臭汗症如何治疗：臭汗症的治疗包括外用药物、微波、注射、黄金微针及手术治疗。外用药物具有收敛、止汗、消毒和杀菌的作用。微波治疗和黄金微针通过局部微波或射频加热大汗腺彻底变性，从而治疗臭汗症。肉毒素注射治疗能够有效地抑制汗腺的分泌，减少汗液产生从而减轻异味，达到祛除腋臭的效果，但要定期注射。手术治疗是通过彻底破坏、毁损和去除腋窝局部的大汗腺和腺管达到根除腋臭的方法，该方法适用于重度患儿，尽管现有的术式已经可以达到很小的创口，但仍具有一定的创面，且术后需要 7~10 天制动期。相比其他治疗方案，手术治疗可达到一定根治效果，但由于儿童汗腺还在发育，所以手术治疗不宜用于小年龄儿童。目前的任何治疗手段都不能保证达到完全根治，且部分患儿治疗后也有复发的可能性。

（3）臭汗症要注意什么：平时要注意个人卫生，保持环境凉爽通风；适度运动，出汗后及时洗澡清除汗液及分泌物；勤换洗衣服，建议选择宽松透气的衣物，如纯棉、亚麻和吸汗性强的面料；鞋子定期通风，避免长时间穿同一双鞋子；避免摄入过多辛辣刺激的食物如大蒜、生葱、酒等；可定期刮除腋毛有助于控制异味。可以适当使用止汗剂及除臭剂。此外，保持良好的心态也很重要。

（杨雪琪，钱 华）

参考文献

[1] 中华预防医学会儿童保健分会. 婴幼儿喂养与营养指南[J]. 中国妇幼健康研究,2019,30(04):392-417.

[2]《中华儿科杂志》编辑委员会,中华医学会儿科学分会儿童保健学组,中华医学会儿科学分会新生儿学组,等. 早产、低出生体重儿出院后喂养建议[J]. 中华儿科杂志,2016,54(1):6-12.

[3] 国际母乳会. 母乳育儿全书[M]. 北京:新星出版社,2012.

[4] 孙朝琪. 孙教授育儿营养经:0~6 岁[M]. 北京:中国轻工业出版社,2012.

[5] 中国营养学会. 中国居民膳食指南(2022)[M]. 北京:人民卫生出版社,2022.

[6] 申昆玲,林丽开,冯佳佳,等. 儿童锌缺乏症临床防治专家共识[J]. 儿科药学杂志,2020,26(03):50-54.

[7] 中华医学会儿科学分会. 儿童保健与发育行为诊疗规范[M]. 北京:人民卫生出版社,2015.74.76.

[8] 黎海芪. 实用儿童保健学[M]. 北京:人民卫生出版社,2016.

[9] 杨月欣. 中国食物成分表[M]. 北京:北京大学医学出版社,2019.

[10] 廖清奎. 儿科症状鉴别诊断学[M]. 北京：人民卫生出版社，2015.

[11] 中国营养学会. 中国居民膳食营养素参考摄入量 2023 版[M]. 北京：人民卫生出版社，2023.

[12] 陈立，邵洁，陈艳妮，等. 儿童铁缺乏和缺铁性贫血防治专家共识[J]. 中国实用儿科杂志，2023，38(03)：161-167.

[13] 中华口腔医学会儿童口腔医学专业委员会，中华口腔医学会口腔预防医学专业委员会. 婴幼儿龋防治指南[J]. 中华口腔医学杂志，2021，56(9)：849-856.

[14] 中华医学会儿科学分会内分泌遗传代谢学组，中华医学会儿科学分会儿童保健学组，中华儿科杂志编辑委员会. 儿童体格发育评估与管理临床实践专家共识[J]. 中华儿科杂志，2021，59(3)：169-174.

[15] 金星明，静进，发育与行为儿科学[M].2 版. 北京：人民卫生出版社，2022.

[16] 鲍秀兰. 0~3 岁：儿童最佳的人生开端[M]. 北京：中国妇女出版社，2019.

[17] 赵辨. 中国临床皮肤病学[M].2 版. 南京：江苏凤凰科学技术出版社，2017.

[18] 中华医学会皮肤性病学分会免疫学组，特应性皮炎协作研究中心. 中国特应性皮炎诊疗指南(2020 版)[J]. 中华皮肤科杂志，2020，53(2)：81-88.

[19] 中华医学会皮肤性病学分会银屑病专业委员会，中国银屑病诊疗指南(2023 版)[J]. 中华皮肤科杂志，2023，7：573-625.

[20] 中国中西医结合学会皮肤性病专业委员会色素病学组. 白癜风诊疗共识(2021 版)[J].《中华皮肤科杂志》，2021，2：105-109.

[21] 中华医学会皮肤性病学分会毛发学组. 中国斑秃诊疗指南(2019)[J]. 临床皮肤科杂志，2020，2：69-72.